TIZIANA GARGIULO

DIMAGRIRE SENZA LA DIETA

**Strategie Di Estetica In Chiave Olistica
Per Perdere Peso, Avere Una Pancia
Piatta, Una Pelle Perfetta e Senza Stress**

Titolo

"DIMAGRIRE SENZA LA DIETA?"

Autore

Tiziana Gargiulo

Editore

Bruno Editore

Sito internet

http://www.brunoeditore.it

Sommario

Introduzione

Capitano giorni in cui ti svegli al mattino già stanca come se non avessi dormito, eppure sai di aver anche sognato; giorni in cui prima di riuscire a vestirti per andare al lavoro o ad accompagnare i bambini a scuola hai praticamente tirato fuori dal guardaroba almeno 5 paia di pantaloni o gonne e non perché tu sia indecisa su cosa indossare, ma perché hai appena fatto colazione in fretta e furia e ti sei ritrovata con un palloncino al posto della pancia; al quinto tentativo finalmente uno dei pantaloni ti è entrato ed hai tirato un sospiro di sollievo, ma intanto il tuo pensiero va già al lunedì successivo in cui assolutamente dovrai iniziare la tua ennesima dieta… ma chissà come mai, nella fretta, ti sei dimenticata di precisare a te stessa il lunedì di quale mese…

A volte invece salti addirittura la colazione e il tuo pensiero si sofferma su come far tacere il brontolio dello stomaco e, credendo di fare una cosa giusta, prendi il primo snack che ti capita sottomano e lo ingurgiti mentre guidi o sei già alla scrivania in ufficio, oppure magari dalla borsa tiri fuori un chewing-gum e inizi a masticarlo nervosamente, così tanto per evitare di introdurre calorie di primo mattino! Ma poi arriva la tua collega e porta i dolcini perché è il suo onomastico e di certo non puoi farle lo sgarbo di rifiutare di festeggiarla, e mentre "malvolentieri" porti uno dopo l'altro i dolcetti alla bocca stai pensando tra te e te "ma come fa lei ad avere quella pancia così piatta, quelle spalle così dritte e quelle caviglie così sottili?" Ecco, tra qualche pagina te lo spiegherò volentieri io.

Ti svelerò i trucchi per accelerare il metabolismo a tavola e/o con alcuni metodi in chiave olistica (chissà, è possibile che la tua collega sia una mia cliente o una delle mie allieve). Ti rivelerò come tenere a bada certe ansie, anche quelle intestinali, i motivi per cui devi assolutamente smettere o ridurre l'assunzione di alcuni cibi – perché devi sapere che ci sono alimenti comodi e alimenti scomodi –, e ancora ti spiegherò perché l'intestino è chiamato anche "il secondo cervello" e perché il fegato a volte è in sofferenza e lo stomaco è in fiamme.

Devi sapere che ho scritto il mio primo articolo su questo

argomento nel 1988, sulla rivista professionale "LNE" Italia, dal titolo, appunto, *"Intestino pigro" – chiedi aiuto alla natura*, in cui parlavo di come funziona l'intestino, degli effetti collaterali della stitichezza, tra i quali ci sono anche pancia gonfia, difficoltà a perdere peso, pelle asfittica, stanchezza cronica; da sempre le mie clienti ricevono da me le dritte per mantenersi in forma e mantenere a lungo anche i risultati ricevuti dai miei trattamenti olistici e con i metodi da me ideati in chiave olistica, ma di tutto questo ne parlerò nei prossimi capitoli.

Seguendo i consigli che troverai in questo libro, inizierai a perdere i grassi in eccesso, anche quelli localizzati che spesso sono il motivo per cui bisogna indossare la giacca di una taglia diversa rispetto alla gonna. Capirai perché hai le gambe gonfie da una vita, nonostante tu beva 2 litri di acqua al giorno; imparerai a non confondere la perdita di peso con perdita di grasso, perché spesso quando ci si mette a dieta si perdono muscoli anziché grasso e ci si ritrova più leggeri sulla bilancia ma con un interno cosce flaccido, il seno svuotato e con le braccia simili ad ali di pipistrello.

A me sta a cuore che le persone nel perdere peso rimangano toniche e libere di guardarsi allo specchio con soddisfazione anche quando sono senza vestiti, sono dell'idea che è meglio una taglia in più ma con un corpo armonioso e tonico, che una taglia in meno ma con la pelle che pende. E di donne insoddisfatte per quest'ultimo motivo ne ho conosciute tante da quando ho iniziato a prendermi cura della forma fisica, del benessere e della bellezza delle mie clienti.

Avevo già una mentalità olistica quando, nel 1985, mi iscrissi al mio primo corso di estetica, tanto è che mentre frequentavo la scuola partecipai per 3 anni di seguito al concorso per allieve estetiste indetto dalla direttrice del giornale "LNE" edizione italiana, la signora Nennella Santelli, e vinsi per 3 anni consecutivi il Premio Paolo Rovesti con le mie tesine – di cui una dal titolo *Purché sia naturale* in cui parlavo di naturopatia e fitocosmesi, ma a quei tempi agli occhi degli altri apparivo una marziana.

L'estetica così com'era non mi piaceva, per alcuni anni l'ho affrontata in modo tradizionale, ma poi ho seguito la mia ispirazione e i miei talenti sono venuti alla luce; così, durante questi anni, ho perfezionato alcuni metodi prendendo spunto da varie discipline olistiche tra le quali l'Ayurveda, la MTC, la Floritecnica, la Cristallotecnica, la Cromopuntura. Qui non troverai una serie di diete dimagranti ma un percorso che ti farà ragionare e riflettere in modo più globale, e che ti "restituirà la conoscenza del tuo corpo" che è la risorsa più preziosa che hai.

E se sei una persona che nei momenti di ansia e agitazione cerca consolazione momentanea nel cibo, e per scaricare le tensioni accumulate fai visita al frigorifero anche di notte; tranquilla, ce ne sono di segreti anche per risolvere la fame compulsiva o per calmare il senso di fame derivante da stati emozionali negativi che spingono a sovralimentarsi.

Molte delle informazioni che troverai qui saranno di tuo grande interesse e avrò piacere se in qualche modo me lo farai sapere; sono inoltre convinta che con l'impegno dedicato allo scrivere questo libro sarò di aiuto a tutte le persone che lo leggeranno, auguro pertanto a ciascuno di utilizzare almeno una parte delle strategie di seguito indicate, e chi dedicherà del tempo a sè stessa con impegno e determinazione riceverà soddisfazioni oltre le sue aspettative.

Apprezzerai senz'altro i regali che ti ho fatto scrivendoti "le ricette" degli impacchi per il corpo, dagli ingredienti naturali che io stessa ormai utilizzo da anni su me stessa; ricette con le quali potrai praticare gli auto-trattamenti a casa e in sinergia con quelli che farai dalla tua estetista olistica di fiducia.

Vedrai che risultati fantastici avrai sugli inestetismi della cellulite, sulle atonie, disidratazione, pancia gonfia e rotolini di grasso; ritroverai la tua energia vitale e una pelle nuova, sarai a dir poco RIGENERATA sotto ogni punto di vista.

Benvenuta/o in questo viaggio: ciascun capitolo del libro corrisponde a una tappa di questo viaggio studio: ecco infatti in sintesi le 5 tappe in cui ti farò da guida, raccomandandoti di non saltarne nessuna; fatti questo regalo, te lo meriti.

1ª tappa: serve per prendere coscienza di come funziona il tuo apparato digerente.

2ª tappa: ti porterà ad "analizzare" i tuoi comportamenti e la tua "relazione" con il cibo, identificare dove ci sia bisogno di alcune correzioni e soprattutto fissare i tuoi obiettivi. In aiuto alle "correzioni" troverai i rimedi floreali.

3ª tappa: ti indicherà i rimedi e gli aiuti che ti arrivano dalla Natura, e ti sarà di aiuto per modificare e correggere le abitudini alimentari malsane.

4ª tappa: qui ti insegnerò come svolgere degli auto-trattamenti specifici per gli inestetismi della cellulite, le adiposità localizzate, i tessuti flaccidi.

Un viaggio che si concluderà con degli spunti sui rimedi rivoluzionari che in questi ultimi anni sono stati realizzati nel mondo dell'**estetica in chiave olistica** per migliorare e/o risolvere anche gli inestetismi più resistenti nel tempo.

CAPITOLO 1:
Come si comporta la tua pancia

Dietro il tuo ombelico accadono cose incredibili, di cui per la maggior parte sei all'oscuro, e questo perché non hai mai preso in considerazione l'idea che faresti bene a conoscere meglio il suo funzionamento; ciò ti potrebbe essere di grande aiuto per capire come sentirti meglio e rimanere snella o perdere il peso in eccesso. Spesso accade che tu faccia valutazioni errate, come ad esempio pensare che lo stomaco brontoli quando hai fame: invece quello strano e a volte imbarazzante rumore non si produce solo quando hai voglia di mangiare, ma anche per altri motivi.

L'apparato digerente inizia già nella bocca e finisce nell'ano; sono quindi diversi gli organi coinvolti e tutti in egual modo importanti per portare a termine il processo di digestione. Una delle cose interessanti è il modo in cui gli alimenti vengono spinti lungo il tubo digerente, attraverso un'onda di contrazioni muscolari che fanno muovere e procedere il cibo, un movimento che si chiama peristalsi: queste contrazioni fanno sì che gli elementi solidi si mescolino con quelli liquidi e con i succhi gastrici, in modo da formare il bolo alimentare.

Il brontolio ha molto a che fare con questo lavoro, dato che mentre gli elementi solidi e quelli liquidi vengono "frullati", il tuo corpo produce aria e gas. Le bollicine si schiacciano contro le pareti dello stomaco stesso e si genera quel gorgoglio che puoi sentire e che a volte ti procura imbarazzo, perché è talmente forte che lo possono sentire anche le persone che in quel momento ti stanno accanto. La differenza è che quando si producono a stomaco pieno di solito non si sentono poiché il cibo ammortizza il suono delle bollicine d'aria che scoppiano.

Ti chiederai perché, se hai lo stomaco vuoto, si producono delle contrazioni muscolari?
Ebbene, questo è dovuto al fatto che, due ore dopo essersi svuotato, lo stomaco inizia a produrre alcuni ormoni che stimolano il sistema nervoso e inviano al cervello il messaggio di avviso che è ora di mangiare di nuovo. "Il cervello" capta il messaggio e risponde ordinando il movimento dei muscoli

digestivi, come se si stessero preparando per produrre la peristalsi. Le contrazioni ripuliscono i resti del cibo nello stomaco e, inoltre, possono provocare lo stimolo della fame, ripetendosi di continuo fino a che non si mangia di nuovo e il rumore finalmente tace.

Pare che questi brontolii siano dunque indice di un buon funzionamento tanto dello stomaco quanto dell'intestino, e non c'è da preoccuparsene che in alcuni casi.

Quando il gorgoglio è forte e persistente più del normale, è meglio accertarsi con una visita medica che non sia dovuto alla sindrome del colon irritabile, disturbo assai comune che si caratterizza per l'insorgere di crampi, gonfiore, gas intestinali, diarrea, oppure anche per i casi sempre più frequenti di intolleranze e allergie alimentari. Le reazioni che si possono verificare a causa di disagi e situazioni di stress sono meteorismo, gonfiore, stipsi alternata a diarrea.

SEGRETO n. 1: l'apparato digerente inizia nella bocca, possiamo dire che anche i denti ne fanno parte, poiché sono loro che triturano il cibo, e finisce con l'ano.

Ciò che accade nella tua pancia succede senza che te ne rendi conto: quando mangi una fetta di torta senti che ti piace, ne percepisci il sapore e la consistenza, e provi piacere nel mandarla giù, ma proprio quando arriva nella parte centrale dell'esofago, sì, proprio lì, puff, è come se non ci fosse più!

Ne perdi la presenza, non ti accorgi che l'intestino la fa dondolare su e giù, sbriciolandola e scomponendola in minuscole particelle fino a quando viene assorbita dal sangue, attraverso le pareti, e nell'intestino crasso rimangono solo i resti di cui non sai che farne.

Ti voglio far riflettere sul fatto che se mangi una fragola o una barretta di cioccolato o un miscuglio di conservanti e coloranti ogni tua "particella umana" ne sarà, diciamo, impregnata e creata a sua immagine e somiglianza!!!
Il cibo, sai, non sparisce tanto facilmente, non può raggiungere le nostre cellule senza essere modificato fisicamente e chimicamente, digerito per mezzo delle sostanze secrete nel canale digerente. Il tragitto parte dalla bocca per continuare con la faringe, viene inghiottito dopo essere stato sminuzzato con la

masticazione e impastato con la saliva, e alla fine si crea una poltiglia che si chiama bolo.

Devi masticare bene prima di inghiottire il cibo, poiché ben sminuzzato verrà digerito meglio, la stessa saliva ha enzimi come il lisozima che svolge funzione antibatterica e l'amilasi ptialina che inizia la digestione degli amidi: prendi esempio dai bambini che si passano il boccone da destra a sinistra.

Il bolo scende lungo l'esofago che è di circa 30 cm di lunghezza e prima di riversarsi nello stomaco supera uno sfintere chiamato cardias che si apre al suo passaggio e poi si richiude: nello stomaco rimane per il tempo necessario ad essere digerito. La digestione racchiude in sé una serie di processi diversi e specifici per le diverse sostanze (grassi, zuccheri, proteine) che compongono i cibi.

Il bolo viene trasformato in chimo, una massa cremosa che attraverso il piloro passa nel duodeno lungo circa 25 cm che è il primo tratto dell'intestino tenue. Questo è un canale lungo 6-7 metri con un diametro di circa 3 cm che occupa la maggior parte dello spazio addominale, qui si completa la digestione e si realizza l'assorbimento dei nutrienti. Quello che resta dopo aver percorso anche il colon viene espulso sotto forma di feci attraverso lo sfintere anale.

SEGRETO n. 2: ricordati di masticare bene prima di inghiottire il cibo, poiché ben sminuzzato verrà digerito meglio: prendi esempio dai bambini che si passano il boccone da destra a sinistra più volte prima di deglutire.

Dell'apparato digerente fanno parte oltre alle ghiandole salivari, il fegato, la cistifellea e il pancreas. Il fegato e il pancreas sono due ghiandole che versano alcuni enzimi nel duodeno, come ad esempio la bile.

Perché devi avere delle pause tra un pasto e l'altro, dunque?
Da quanto appena scritto te ne sarai fatta un'idea; aggiungiamo pure che devi dare il tempo necessario allo stomaco di secernere gli enzimi, ad esempio quelli litici – tra cui la pepsina –, che servono a rendere le proteine sostanze semplici; questi, mescolandosi con l'acido cloridrico presente nello stomaco, e

l'acqua, costituiscono i succhi gastrici.

Le pareti dello stomaco sono protette da uno strato di muco che protegge la parete gastrica dall'azione corrosiva dell'acido cloridrico.

Soffermiamoci sull'intestino: ti sembrerà quasi un mondo a sé, è un organo impopolare, il suo aspetto è molto singolare e la sua lunghezza di ben 7-8 metri. È un organo altrettanto sensibile così come è singolare, pieno di responsabilità e mentre lui vuole rendersi utile, spesso chi lo possiede cerca in tutti i modi di sabotarlo, dunque il "proprietario" è un irresponsabile!

Di' la verità: anche tu ci provi spesso a sabotarlo? Ebbene, anche tu spesso ti comporti da irresponsabile.

Devi sapere invece che trattarlo bene è fondamentale, lui allena due terzi del tuo sistema immunitario, ricordalo bene. Dal cibo anche lui ricava energia che consente al tuo corpo di vivere, possiede il sistema nervoso più esteso dopo quello del cervello, non per niente è chiamato "il secondo cervello".

Le allergie, così come il peso eccessivo, o in carenza, e persino il mondo emotivo di ognuno di noi, sono intimamente collegati a lui e alla nostra pancia.

È ormai ampiamente riconosciuto e dimostrato che il benessere intestinale influisce sulle nostre condizioni psicofisiche generali: molti problemi di salute sono collegati a un intestino irritato e poco sano che portano ad allergie, stanchezza cronica, depressione, sbalzi di umore... e questi sono solo alcuni dei disturbi cronici legati ad un cattivo funzionamento intestinale che affligge tante persone.

La maggior parte (soprattutto donne) di chi ha problemi di peso soffre quasi sempre anche di disturbi della digestione quali meteorismo, gonfiore, stitichezza o diarrea, e sicuramente la strada giusta per mantenersi in salute e con tanta energia vitale passa dall'intestino; si è scoperto infatti che le persone magre hanno una flora batterica diversa rispetto a quelle in sovrappeso.

Ti sei mai chiesta perché la tua amica o la tua collega può permettersi di mangiare di tutto e in quantità senza ingrassare di un solo grammo, mentre a te basta lanciare un'occhiata alla torta paradiso per trovarti all'inferno? E ritrovarti poi un chilo in più oltre alle fiamme nello stomaco se ne hai mangiata una fettina?

Ti ricordi, vero, dei dolcetti dell'onomastico della collega?

Ti avevo promesso una spiegazione nell'introduzione del libro. E manterrò la promessa.

A stabilire se sarai snella o se dovrai costantemente lottare contro i chili di troppo sono i tuoi batteri intestinali. Se la tua flora batterica (microbiota) è squilibrata, ingrasserai irrimediabilmente a prescindere da quanto sia poco e sano il cibo di cui ti nutri e da quanti sforzi tu faccia per perdere peso.

Bingo, dirai, e subito starai pensando che sempre il famoso lunedì oltre a iniziare la dieta andrai a comprarti 2 o 3 chili di batteri buoni e potrai mangiare a iosa!

Fermati, aspetta e termina prima il libro; hai atteso tanti lunedì… se ne passa anche un altro cosa vuoi che accada.

Ci sono persone che pensano che sia ereditario ingrassare facilmente, in realtà sono da una parte la scarsa informazione su come è fatto il nostro organismo e dall'altra le cattive abitudini ad influire di gran lunga sul nostro peso.

Ma cosa sarà mai esattamente questo microbiota?
Ebbene, è l'insieme di microorganismi simbiotici che convivono con l'organismo umano senza fare danni, anzi diciamo che è una cooperativa di differenti tipi di organismi che si scambiano favori e vantaggi. In questa cooperativa i più numerosi sono i batteri, ma anche in misura inferiore miceti e virus, ecco cosa il nostro corpo ospita, noi siamo i proprietari dell'immobile e loro i nostri ospiti o inquilini.

Due tra le funzioni del microbiota umano sono la disgregazione delle sostanze che il nostro sistema riesce a smantellare, e la sintesi delle sostanze indispensabili, come la vitamina K, che svolge un ruolo fondamentale nella coagulazione del sangue.

Dunque, liberarsi dei chili di troppo è importante ma altrettanto per mantenere un peso ideale più a lungo bisogna modificare la comunità batterica intestinale (microbiota) senza imporsi privazioni, soffrire la fame e autolesionarsi.

Il termine probiotico vuol dire "a favore della Vita", sono tutti i ceppi di microorganismi viventi che ingeriti in quantità sufficienti migliorano il bilancio del microbiota umano, contribuendo al benessere dell'organismo.

Quando si forma il microbiota? Quando tu sei nata il tuo tratto digerente era completamente sterile, poi è stato colonizzato immediatamente durante il parto dai microorganismi con cui è venuto in contatto mentre passavi nel canale del parto; successivamente dai batteri provenienti dall'allattamento, dall'ambiente e poi dai cibi durante lo svezzamento.

Sai che esistono differenze tra neonati partoriti con cesareo o con parto naturale?
I tratti digerenti dei neonati nati con cesareo sono colonizzati fin dall'inizio da batteri presenti nell'ambiente, e non vengono a contatto con quelli della mamma; in modo simile, i neonati non allattati con latte materno saranno maggiormente colonizzati da batteri ambientali, più che da quelli umani. La differenza principale è che la stabilizzazione (100 miliardi di batteri per

grammo di feci) del microbiota dei bimbi nati con parto spontaneo avviene dopo un mese e viene composto principalmente da bifidobatterio, mentre nel cesareo non si stabilizza per almeno 6 mesi ed è composto principalmente da enterobacteriaceae ed enterococchi. Esiste un piccolo numero di specie condivise da tutti noi, ma ogni individuo possiede il suo microbiota, diciamo pure che ognuno ha il "microbiota" che si merita!

In uno studio clinico svolto su 52 volontari adulti di età compresa tra i 40 e i 69 anni con indice di massa corporea (BMI) compresa tra 24 e 30 (individui in sovrappeso e tendenti all'obesità) è stato rilevato che assumendo probiotici e in particolare alcuni tipi di ceppi vi sono sostanziali benefici al riguardo.

Non potendo qui riportare tutto lo studio vi invito, se volete, a ricercarlo qui:
https://www.ncbi.nlm.nih.gs/PMC4463018/ov/pmc/article.

SEGRETO n. 3: Il termine probiotico vuol dire "a favore della Vita", tienilo sempre a mente.

L'intestino, in quanto secondo cervello, ha una rete nervosa che riceve e trasmette segnali, il nervo vago è il ponte tra intestino e cervello. Emozioni e stress influenzano il funzionamento di entrambi, tramite un flusso alternato tra ricordi passati, dolore, gioie e piaceri. Il sistema nervoso enterico comunica con quello centrale, e così la pancia assimila oltre al cibo in quanto nutrimento anche il cibo emozionale esterno: la fonte primaria di ansia e tensione risiede dunque nella pancia.

Il primo cervello, quello che abbiamo nella testa, influenza il secondo, quello che abbiamo nella pancia e viceversa: la salute della pancia può influenzare il benessere mentale (depressione, ansia) e quello immunitario.

Esistono delle ricerche che collegano l'intestino a disordini psichiatrici gravi e a malattie autoimmuni, come l'artrite reumatoide e le malattie infiammatorie intestinali, ma anche problemi ginecologici (candida) e dermatologici (dermatiti).

Ed ora bisogna soffermarci su quella che io definisco una

"malattia premonitrice": la stitichezza. Ci sono 3 diversi tipi di stitici: i falsi, quelli che credendo di esserlo, poiché pensano che occorra defecare molte volte al giorno per non essere stitici, si imbottiscono di lassativi, esponendosi poi a disturbi reali, digestivi, o nervosi. Cosa ancora più grave quelli che prendono i lassativi o strane pillole di dubbia composizione chimica per velocizzare l'evacuazione al fine di non ingrassare, e qui possiamo dire che sia il cervello cranico sia quello nella pancia sono "andati".

Poi quelli veramente stitici e che lo sanno, infine quelli che lo sono ma non se ne sono accorti. E ti assicuro che da me sono capitate clienti che si sono rese conto di essere stitiche dopo una mia consulenza. Logicamente è a quest'ultima tipologia che la stipsi provoca maggiori danni, perché il più delle volte queste persone vanno al gabinetto ma espellono quantità insufficienti di feci, e si intossicano ogni giorno di più.

Ti pongo alcune domande, quelle che di solito faccio anche alle mie clienti. La spazzatura di casa la butti via ogni giorno oppure una volta ogni 3 o 4 giorni?

E pulisci il bidoncino che la contiene dalle sgocciolature oppure le lasci lì mesi e mesi?

Il pavimento di casa lo pulisci ogni volta che si sporca, oppure solo quando ne hai voglia?

Ora immagino le risposte che hai dato e ti chiedo di ragionare: se la spazzatura di casa la butti via ogni giorno sarà logico che anche le scorie del tuo corpo le devi espellere quotidianamente. E mi chiedo perché alcune persone puliscano il bidoncino dalle sgocciolature maleodoranti ogni giorno, ignorando poi il fatto di avere un alito tutt'altro che gradevole. E la lingua patinata di bianco-giallognolo dove la mettiamo?

E perché al supermercato non badi a spese per acquistare detersivi e acidi di ogni genere, colore e dimensione perché vuoi che il pavimento di casa sia impeccabile e i tuoi abiti e la biancheria siano profumati e morbidi, e invece la pelle no?

Non importa se hai la pelle come la carta vetrata e l'addome flaccido da coprirti il pube!

Detto ciò, e fatti gli esempi che ti avranno fatto riflettere, procediamo con cosa si può fare di meglio che riempirsi il carrello al supermercato con cose spesso inutili.

Prima di tutto è essenziale seguire un comportamento alimentare adeguato e sano. Particolare attenzione deve essere rivolta affinché non vi sia un eccesso di alimenti proteici di origine animale che tra l'altro favoriscono la stipsi, e che invece sia abbondante la somministrazione di acqua naturale lontano dai pasti – l'acqua è infatti la più importante integrazione alimentare; senza di essa le feci sono grosse, secche e dure.

Chi inserirà la crusca nella sua alimentazione, deve sapere che è inutile mangiare crusca secca o ingerirla in tavolette senza un'adeguata idratazione per umidificare le fibre senza sottrarre acqua all'organismo.

Assumere crusca rimarca la necessità di un intestino mantenuto in stato di efficiente equilibrio batterico, prevedendo cicli di assunzione di probiotici, l'integrazione di batteri vivi riequilibra alcuni stati fermentativi o putrefattivi del contenuto intestinale (pulisci il contenitore dalle sgocciolature della spazzatura).

27

È importante ricordarsi che i fermenti lattici o probiotici vanno assunti lontano dai pasti e preferibilmente appena svegli al mattino, poiché se presi durante i pasti, l'acidità dello stomaco è sufficiente a distruggerli in parte o completamente, annullandone i benefici.

Il pane e la pasta integrale favoriscono l'evacuazione, solo nel caso in cui lo spasmo delle pareti del colon non sia tale da essere aggravato dalla presenza di feci contenenti un'alta percentuale di cellulosa; lo stesso discorso è valido per verdure e legumi, che possono a volte stimolare e altre bloccare l'emissione delle feci, a seconda delle condizioni peristaltiche del colon; condizioni, queste, che possono mutare anche nell'arco di una giornata, in rapporto ai vari stimoli, fra cui gli stimoli psicogeni.

Non vi è una dieta fissa e standard in quanto tutto è variabile, personale, instabile; un cibo innocuo per anni può d'improvviso essere responsabile di una ricaduta, mentre i cibi per anni evitati con accortezza si rivelano poi perfettamente tollerati.

Le vitamine del gruppo B favoriscono il ripristino della funzione fotocinetica del colon: utilissimo è il lievito di birra che, oltre a ripristinare il patrimonio vitaminico, ha la caratteristica di regolarizzare la flora intestinale e indurre una leggera azione lassativa. Importantissima è l'abitudine di masticare lentamente i cibi, e distribuire i pasti regolarmente nel corso della giornata, seguendo possibilmente orari fissi.

Fai in modo che l'evacuazione coincida con le prime ore del mattino, o del pomeriggio subito dopo il pasto, poiché in queste ore la soglia di eccitabilità del retto e dei segmenti sovrastanti è più bassa e quindi anche pochi stimoli diventano efficienti.

È buona abitudine, anche se non viene avvertito alcun stimolo, fare in queste ore tentativi di defecazione, in modo da rieducare l'intestino creando un riflesso condizionato.

La posizione fisiologica della defecazione è quella accovacciata (alla turca) perché dirige nella giusta direzione la forza espulsiva e chi ha il WC troppo alto, abbia la costanza di poggiare i piedi su un oggetto alto a mo' di scalino (una bacinella a testa in giù, ad esempio).

L'intestino non è nulla di imbarazzante e la stipsi non va ignorata.

SEGRETO 4: L'intestino è chiamato anche secondo cervello e lo è per davvero, e lo sanno bene le persone che soffrono di colite nervosa e i bambini che quando hanno paura viene loro il mal di pancia.

Visceri e diaframma: un funzionamento scorretto del diaframma può portare problemi gastroesofagei come la gastrite. Una respirazione corretta è strettamente legata a una corretta funzionalità digestiva dello stomaco e degli altri visceri correlati, quali il fegato che trae giovamento dal movimento diaframmatico che lo comprime in inspirazione (spinge il sangue proveniente dal sistema portale nella vena cava inferiore) permettendole di riempirsi nuovamente in espirazione per purificare il sangue.

Il sistema linfatico viene stimolato con la respirazione ed in particolare faccio riferimento al lavoro svolto dal diaframma sulla cisterna del Pecquet e sulla milza, con azione positiva nell'eliminazione delle tossine dai tessuti.

Dal dotto esofageo passano anche il ramo sinistro e destro del nervo vago, componente nervosa regolatrice del nostro sistema vegetativo, e se il diaframma lavora male può irritare un ramo del nervo vago creando svariate problematiche riflesse legate ai visceri innervati dallo stesso.

Vedi che tutti i visceri traggono beneficio in ogni caso dal movimento diaframmatico in termini di motilità? Puoi usare il respiro per ridurre la fame (5 respiri addominali profondi e lenti prima di mangiare) e, a tal proposito, una buona abitudine quotidiana è la seguente.

Fai questo esercizio al mattino appena sveglia e la sera prima di prendere sonno. Metti una goccia di olio essenziale di Menta piperita nelle mani, strofinale e poi, poggiando le mani a coppa tra naso e bocca, tenendo gli occhi chiusi, respira a bocca aperta senza staccare le mani per 2 minuti: vedrai che ti si aprirà tutto, naso, gola, orecchie, e sentirai il petto espandersi e il torace più leggero.

Le mie clienti che lo fanno ogni giorno dietro mio suggerimento, ne hanno apprezzato i benefici, e lo insegnano anche agli altri familiari; l'esercizio induce, senza che ci si sforzi, la respirazione addominale profonda.

SEGRETO n. 5: il respiro è molto importante, se facciamo 5 respiri addominali profondi, ci diamo l'input di rallentare la velocità con cui mangiamo, cosa fondamentale ai fini della sazietà.

RIEPILOGO DEL CAPITOLO 1:

- SEGRETO n. 1: l'apparato digerente inizia nella bocca, possiamo dire che anche i denti ne fanno parte poiché sono loro che triturano il cibo, poi dopo aver coinvolto vari organi finisce con l'ano

- SEGRETO n. 2: ricordati di masticare bene prima di inghiottire il cibo, poiché ben sminuzzato verrà digerito meglio, prendi esempio dai bambini che si passano il boccone da destra a sinistra più volte prima di deglutire.

- SEGRETO n. 3: Il termine probiotico vuol dire "a favore della Vita", tienilo sempre a mente.

- SEGRETO n. 4: l'intestino è chiamato anche secondo cervello, e lo sanno bene le persone che soffrono di colite nervosa e i bambini che quando hanno paura viene loro il mal di pancia.

- SEGRETO n. 5: il respiro è molto importante, se facciamo 5 respiri addominali profondi, ci diamo l'input di rallentare la velocità con cui mangiamo, cosa fondamentale ai fini della sazietà.

CAPITOLO 2:

Sono ciò che mangio e penso

Spesso disperdi inutilmente la tua energia vitale attraverso la tua attività mentale, che rimugina, immagina, ricorda, e anticipa persino, è sempre lì a rimasticare il passato o a immaginare il futuro. Di' la verità: che spesso ti ritrovi ad anticipare il futuro come fa una maga con la sfera magica?

La mente discute tra sé e sé, ti fa rivivere all'infinito eventi del passato a volte pure gradevoli, ma molto spesso ahimè sgradevoli; procura logorio, e alla fine a cosa serve tormentarsi su cose e fatti che non esistono più? È come mangiare un cibo scaduto da un anno oppure bere l'acqua di uno stagno. Lo faresti questo?

Sei capace di immaginarti gli avvenimenti che ancora devono accadere, distorcendoli con l'ansia e la paura. È così che le energie nervose si consumano, che perdi fiducia in te stessa, e l'energia vitale che dovresti adoperare per progredire, creare e vivere la vita appieno, la disperdi e la sprechi inutilmente.

Tutto questo disordine della mente si ripercuote sul corpo creando una serie di tensioni; attraverso il sistema nervoso, senza che tu lo voglia intenzionalmente, i muscoli vengono messi in contrazione e a loro volta altri organi interni e i visceri si contraggono.

Hai presente quando hai i crampi allo stomaco? O quando hai la sensazione di amaro in bocca? L'amaro in bocca è spesso legato al fatto che l'ansia, il nervosismo e lo stress hanno ripercussioni a livello gastrointestinale, e può influire sulla normale peristalsi e anche essere causa di reflusso gastroesofageo.

Ebbene, ora non ti compatire, le persone che si compatiscono ingrassano o deperiscono oltremodo e si deprimono.

Compatirsi fa ingrassare: la prima regola per dimagrire o per non ingrassare è vivere con entusiasmo! Cerca cosa ti entusiasma, di certo non lo vendono al supermercato e non lo trovi in offerta con il "paghi 2 e prendi 3!". Non concentrarti su cosa non va bene, o su cosa non funziona, nemmeno sul passato, né sul futuro, neppure sulla suocera, o sul fatto che non sopporti di incontrare la tua vicina di casa ogni mattina, questi pensieri sono spazzatura per la tua energia mentale. Perché tutte le volte che la mente non vive nell'entusiasmo, automaticamente scatta un profondo senso di noia, e il cervello combatte la noia, la tristezza e l'insoddisfazione con il cibo. Esci dal personaggio che conosci, non sei la moglie, non sei la madre, non sei la studentessa, non sei la donna della porta accanto, ma sei la scrittrice, sei la danzatrice, sei la pittrice.

Ristruttura la tua mente con la fantasia, l'immaginazione... sognare a occhi aperti ristruttura la mente! Non importa cosa, non importa che sia realizzabile o meno, i pensieri sono pesanti, sono zavorra che ti porta a fondo, sono abitudini; non immaginare di andare al supermercato o di andare a prendere i figli a scuola, o di andare all'ufficio postale a pagare le bollette, queste sono immagini pesanti da digerire, sono la routine quotidiana; crea fantasie sottili, perché ingrassi quando c'è troppa zavorra nella mente.

Ti voglio parlare di un periodo in cui c'è stato un avvenimento nella mia vita, anzi un susseguirsi di avvenimenti che non mi hanno fatta sentire a mio agio nel mio appartamento. Un giorno ho spostato alcuni mobili, anzi li ho eliminati, ho cambiato le tende, le ho scelte di colori sgargianti e ho ritrovato l'assetto di arredamento che mi faceva sentire a mio agio. Avevo persino smesso di comprare i fiori che mi sono sempre piaciuti tanto; avevo smesso di fare attenzione agli alimenti che acquistavo (devi sapere che leggo gli ingredienti di ciò che compero anche se, ahimè, li scrivono sempre più in miniatura ed io ultimamente inizio ad avere problemi di vista), ma cambiando alcune disposizioni in casa, automaticamente ho iniziato di nuovo a mangiare sano e a mangiare di meno, e tenere fiori freschi in cucina.

In concreto il mio disagio era dovuto al fatto che la mia unica figlia avesse deciso di andare a studiare e vivere a Londra; nel mio appartamento si era creato un grande vuoto, e per un po' di tempo mi sembrava che anche nella mia vita si fosse creato un grande vuoto! Questo per farti capire quanto contano il nostro spazio e il nostro stato emozionale.

Il corpo ingrassando si espande e a volte inconsciamente

vogliamo espanderci in questo modo per colmare dei vuoti sentimentali ed emozionali, ma il corpo vuole espandersi anche quando non hai abbastanza spazio per te, per dedicarti ai tuoi piaceri, e quindi ingrassi per occupare spazio cercando di radicarti come fanno le piante.

Allora nella tua casa trova uno spazio tutto tuo, durante la giornata ritaglia uno spazio-tempo per poter fare una cosa che ti dà piacere, dal leggere un libro o disegnare, o fare l'uncinetto o guardare un dvd, magari uno sulla danza del ventre, così la impari pure, assottigli il girovita e dai una sferzata alla tua femminilità; non può che farti del bene e questo te lo dico per esperienza diretta. Ti accorgerai che quando la mente è catturata provi un piacere profondo che blocca il desiderio del cibo.

SEGRETO n. 1: ristruttura la tua mente con la fantasia e l'immaginazione. "Essere depressi è un'abitudine; essere felici è un'abitudine, e la scelta spetta a Te". (T. Hopkins)

Cambiare le tue abitudini può essere difficile, in particolare se ti hanno accompagnato per anni; ti consiglio di non cercare di cambiare troppe cose contemporaneamente: quante più aree della vita cerchi di cambiare tanto più difficile sarà il cammino. Corri il rischio di fermarti a metà strada, di arrenderti, è come andare sulle montagne russe senza essersi allacciati le cinture di sicurezza, e probabilmente torneresti alle vecchie abitudini, perché il cervello le percepisce come fonte di sicurezza. Sai che noi tendiamo a rimanere in una zona di comfort per timore di farci male?

Concentrati su come cambiare una alla volta le abitudini sbagliate. Per esempio, se vuoi iniziare a correre, non puoi cominciare con una distanza di 5 km, meglio che inizi con 500 metri o 1 km, e dopo qualche giorno gradatamente aumenti; oppure comincia con una camminata che con un po' di allenamento trasformerai in corsa. L'importante è che tu lo faccia ogni giorno e non una sola volta alla settimana. Quando invece non puoi uscire, dedicati alla cyclette, anziché tenerla in camera da letto come un attaccapanni.

Costruisci un ambiente che promuova le abitudini sane. Ad esempio, se vuoi mangiare sano non devi acquistare cibo spazzatura così da non averlo a portata di mano, anzi di bocca.

Pianifica i tuoi obiettivi. Scrivilo su un diario o un quaderno nuovo, o su un foglio da appendere in un posto dove lo leggerai ogni mattina, magari vicino al frigo! Scrivi anche precisamente la data in cui vuoi raggiungere questo tuo obiettivo. Un impegno scritto è più forte di uno pensato, così facendo non smarrisci la tua meta, e arrivi al tuo obiettivo già definito, non farti bloccare dai fallimenti del passato, poniti in uno stato d'animo adatto a raggiungerli. Fatti affiancare da un coach se lo credi necessario. In tutte le cose ci vuole una strategia e una pianificazione per seguire un percorso; non farti condizionare dagli altri, ma è essenziale avere una forte motivazione e tenere a mente l'obiettivo, la finalità.

Quando scrivi un obiettivo è vietato utilizzare la parola "NON". La negazione "NON" ti allontana dallo stesso.

Ti faccio un esempio. Se dici "non voglio avere questa pancia enorme" oppure "non voglio più vedere le mie braccia flaccide", continuerai a concentrarti su ciò che non vuoi e non otterrai granché.

Se invece dici "voglio una pancia piatta" e "voglio 2 braccia toniche", l'obiettivo è chiaro, la rotta anche; tra lo stato attuale e quello desiderato ci deve essere necessariamente un percorso, non è che puoi segarti la pancia, e come dico anche alle mie clienti neanche io posseggo un'affettatrice che mi permetta questo, senza andare in galera a vita.

Possiedo la preparazione professionale e l'esperienza di molti anni per comprendere quali sono i passi giusti, i trattamenti che porteranno più benefici nel più breve tempo possibile; possiedo l'esperienza per creare un protocollo personalizzato alle esigenze di ogni singolo soggetto, ma per far questo ho bisogno di conoscere l'obiettivo preciso della persona ed ho bisogno anche della sua determinazione e del suo impegno: senza il suo impegno, anche il mio potrebbe venir meno.

Ad esempio da qualche anno ho ideato alcuni metodi in chiave olistica tra i quali il metodo Moxaddome FV, che già dalla prima seduta dona dei risultati: alleggerisce la schiena dalle tensioni, toglie il gonfiore alla pancia, tonifica i tessuti "cadenti", che magari hanno perso tono in seguito alle gravidanze o ai dimagrimenti; dopo un ciclo di almeno 6 sedute, permette di perdere una taglia alle circonferenze di fianchi e addome, tonifica l'interno delle braccia, ridona energia vitale e sblocca il metabolismo.

Ma se il soggetto trattato non collabora, cambiando le abitudini sbagliate, i risultati non possono durare a lungo; se la persona non è costante nei suoi appuntamenti è come una nave da crociera che si ferma ad ogni porto senza mai gettare l'ancora: vedi il porto, ci sei vicina, ma non puoi scendere dalla nave per goderti a lungo la città dove ha fatto tappa.

Qui di seguito posso darti degli spunti per decidere anche il percorso. Ti ricordo che bisogna stabilire e non solo pensare che da lunedì prossimo inizi a scriverti in palestra, devi agire. Determinare gli obiettivi è fondamentale quando si tratta di raggiungere una meta, ma quando si cerca di costruire delle nuove abitudini, gli obiettivi possono anche diventare un ostacolo, poiché ci stimolano a concentrarci sui risultati piuttosto che sulla pratica, su cosa fare per raggiungerli.

È normale desiderare che le nostre azioni generino dei successi, ma il problema è che gli obiettivi di per sé non portano ai risultati, sono i cambiamenti che mettiamo in atto a farlo. Concentrati sul comportamento e sulle azioni, e non sui risultati; se agisci i risultati arrivano, crea dei rituali che ti soddisfino, che possano prendere il posto delle vecchie abitudini.

Un esempio di rituale riguardo al cibo? Mettiamo che tu sia abituata a mangiare la frutta dopo i pasti, abitudine errata, o che addirittura non la mangi per niente, abitudine omicida.

Rituale: acquista dei frutti esotici che sono più accattivanti esteticamente, e ti fanno sentire di essere in vacanza. Prendi un ananas oppure un melone di quelli piccoli, tagliali a metà, svuotali, riempili con la loro stessa polpa e aggiungi qualche fragola, delle foglioline di menta, un cucchiaino di pistacchi tritati e qualche scaglia di cioccolato fondente, uno di quegli ombrellini di carta decorativi che si utilizzano per i cocktail. Vedi, l'occhio vuole la sua parte, vuole i colori, vuole gli aromi, già così ti viene l'acquolina in bocca, mentre se ti scrivo mangia una mela lontano dai pasti, già so che mi starai dicendo "mangiatela tu, cara Tiziana". Ed hai pure ragione!

Continua il rituale, se hai un tavolino in giardino o su un terrazzo mettici su una bella tovaglietta colorata, siediti e rilassati all'aria aperta e goditi la tua colazione o la tua merenda e vedrai che così sarai appagata. È molto diverso dal mangiarti una mela o una banana in piedi mentre stai stampando qualcosa al computer o stai seguendo tuo figlio nei compiti. In fondo ci vogliono 10 minuti, e se vuoi li puoi trovare, devi trovare il tempo per fare pausa, devi trovare il tempo per fare colazione, così come lo trovi per ciarlare al cellulare o per spettegolare con la collega al lavoro.

SEGRETO n. 2: concentrati su come cambiare le abitudini, crea dei rituali piacevoli per cambiarle con più leggerezza, concentrati sulle azioni, fai le cose con assiduità, la non costanza è il tuo nemico numero 1.

Voglio ancora farti riflettere sul legame che c'è tra le tue emozioni e il cibo e le cattive abitudini. Il cibo di cui oggi ti alimenti è per i tuoi 2 cervelli, come il latte per un neonato. Dentro di te e nel tuo cervello, ogni volta che mangi è come se la mamma ti allattasse, puoi prendere un latte buono o un latte cattivo. Un bambino, quando la mamma ha subito un trauma o è agitata tende a stranirsi anche lui, piange, oppure rifiuta il seno, digerisce male, resta agitato, fa i capricci.

Alcuni studiosi hanno verificato che noi spesse volte tendiamo ad ingrassare perché siamo entrati in contatto con gente che ci soffoca, ci toglie l'aria. O perché siamo particolarmente sensibili a ciò che ci accade durante la giornata; a tal proposito, non bisogna guardare la tv che trasmette notizie di incidenti, catastrofi, attentati, femminicidi mentre siamo a tavola a mangiare, perché insieme all'insalata ci nutriremo di queste brutte notizie.

A volte sarà capitato anche a te di andare a cena con delle persone spiacevoli, che non sopporti, e nel 90% dei casi mangi di più di ciò che mangi di solito, perché inconsciamente compensi la frustrazione che provi a stare con loro; le persone intorno a noi possono rappresentare molto bene il mondo degli affetti; se abbiamo vicino persone che ci soffocano, che ci fanno aumentare l'aggressività, compensiamo la frustrazione con l'assunzione di cibo, ci gratifichiamo attraverso il cibo per non sottostare al disagio che si prova in certe situazioni; si instaurano delle relazioni nervose con il centro della fame, in pratica ogni volta che siamo nervosi mangiamo di più.

Non compatirti perché ingrassi. "Io sono scontenta perché mio marito mi tratta male", oppure "sono scontenta perché il mio lavoro non mi soddisfa"; ogni volta che ti compatisci il cervello entra nelle aree dell'insoddisfazione e del mangiare compulsivo. Reagisci in modo diverso, comportati in modo tale da non farti del male.

Da una recente indagine è scaturito che ciò che fa ingrassare più di tutto è la ricerca della perfezione, il voler entrare a tutti i costi nella taglia 42, il voler avere un lato B come Jennifer Lopez, il voler avere un addome come quello di Shakira; ogni volta che tu non ti vai bene o non ti piaci, metti in discussione la tua identità, quindi comincia a fare l'unica cosa davvero importante, ossia dire "io vado bene così, non importa se agli altri vado bene o no".

Se è il tuo fidanzato a dirti continuamente che devi dimagrire per essere più bella, io mi chiedo: ma se non ti piace così com'è la tua donna, se la vuoi correggere, come fai a stare con lei? E una donna come fa a stare con un uomo che la vuole diversa da come è?

Il messaggio che ti sta trasmettendo è che gli piacerai quando sarai magra, che adesso non gli piaci. E tu come fai a stare con un uomo che ti continua a mettere alla prova e ti vuole perfetta? In fondo se vuoi dimagrire lo fai per lui? Non ci siamo proprio! Se diventi magra per qualcun altro, è una pessima magrezza.

Se il motivo per cui vuoi dimagrire è perché non trovi lavoro, se è perché in molti posti dove hai fatto un colloquio hanno preferito assumere donne più snelle, perché per alcuni "bella presenza" vuol dire essere taglia small, e magari te l'hanno anche detto sfacciatamente: "Signorina, lei dovrebbe perdere un po' di peso, perché le nostre dipendenti indossano la small", alla fine, se vuoi dimagrire lo vuoi per avere un lavoro? No non ci siamo proprio. Parti da qui: "Io voglio trovare la mia immagine interiore, per scoprire come deve essere la mia immagine esteriore".

Ogni volta che tu non ti piaci, metti in discussione la tua identità. Se il motivo per cui vuoi dimagrire è per qualcosa o qualcuno all'infuori di Te, probabilmente sarà un fallimento. Devi avere fiducia in te stessa e nelle tue capacità di far funzionare le cose. Allenati e cerca le alternative adatte a te, affidati alle persone giuste nel tuo percorso di cambiamento anche delle abitudini sbagliate.

Quando sei nervosa, quando non ti senti all'altezza di affrontare un cambiamento, quando tendi a ricadere in cattive abitudini, quando stai per abbandonare un percorso, chiudi gli occhi e senti il profumo che ti piace e vorresti avere, pensa al colore che ti piace e sentiti quel colore, senti dentro di te una musica che ti piace e ogni volta che ti siedi a tavola canticchiala anche mentalmente, immagina di avere vicino una persona che ti piace o un uomo che vuoi avere per te.

Immagina e sogna, perché tutte le volte che immagini qualcosa che ti piace, entri nel regno del piacere dell'anima, il piacere più intimo, che è l'antidoto e la cura, e non avrai bisogno di tuffarti in un genere di cibo che non ti aiuta a star bene realmente, ma ti allontana dalla persona che vuoi diventare.

Devi avere fiducia in te stessa e nelle tue capacità di far

funzionare e mettere in moto le cose, anche quando ti sembra di avere solo dei momenti proprio NO, e vorresti mollare tutto. Allenati a considerare le alternative e quando le cose e gli eventi non andranno per il verso giusto avrai maggiori possibilità di raggiungere comunque il tuo risultato, ma in modo diverso da quello che avevi programmato.

Ti invito a fare questo esercizio: pensa a qualcosa su cui hai lavorato e che non ha preso la direzione giusta, insomma non ha funzionato bene. Ora scrivi 3 modi diversi di risolvere il problema per ottenere lo stesso risultato. Per esempio: voglio perdere peso, ma ho problemi a fare gli esercizi in palestra.

3 possibili alternative sono:

• affidarsi a un personal trainer

• seguire una dieta

• scegliere un'attività fisica che faccia anche divertire e che non affatichi mentalmente.

Ecco, vedi, puoi tirare fuori 3 modi diversi per ottenere lo stesso risultato.

SEGRETO n. 3: ogni volta che tu non ti piaci, metti in discussione la tua identità. Se il motivo per cui vuoi dimagrire è per qualcosa o qualcuno all'infuori di Te, probabilmente, qualunque cosa farai, sarà un fallimento.

Rimedi floreali, un aiuto per equilibrare lo stato emozionale: se hai provato più volte a dimagrire scontrandoti con la difficoltà psicologica, come già detto la famosa "rimandite" dell'inizio lunedì, inizio dopo le festività natalizie, inizio dopo Pasqua, o ti arrendi ai primi ostacoli e non riesci a seguire per il tempo necessario un percorso alimentare, da quanto già detto finora e dagli esempi che ti ho scritto, ti sarai riconosciuta in uno di questi. Ora hai ben riflettuto e sai bene che l'ostacolo principale al tuo "rimetterti in forma" è dato dall'atteggiamento mentale e dall'incapacità di gestire emozioni più forti di te, che prendono il sopravvento sulle tue intenzioni.

La floriterapia che io preferisco chiamare "rimedi floreali" è un aiuto straordinario per riequilibrare le proprie emozioni, superare angosce, timori e sofferenze, per avere una spinta e una carica in più. Un metodo dolce, concentrato nei rimedi liquidi preparati con le corolle dei fiori selvatici, dalle proprietà riarmonizzanti su tutti gli stati d'animo e i sentimenti umani.

I rimedi floreali sono nati in Inghilterra, il primo a scoprirne le proprietà fu stato Edward Bach (1886-1936), lui individuò 38 rimedi, chiamati poi i "fiori di Bach", ognuno dei quali corrisponde ad uno specifico stato d'animo disequilibrato, quali ansia, paura, depressione, scoraggiamento, mancanza di direzione, rabbia, debolezza, gelosia, egocentrismo, aggressività, amarezza, delusione, e così via.

A seguito delle scoperte del dottor Bach, si sono sviluppate altre novità in questo campo, in California, in Australia, in India, in Sudamerica, in Italia, ottenendo un successo mondiale ed un interesse crescente, dovuto alla sua grande efficacia, alla semplicità di applicazione e alla totale assenza di tossicità o controindicazioni.

Io ho piacere di soffermarmi, e portarti informazioni sui rimedi di Bach e quelli australiani, che sono quelli che da anni utilizzo e studio.

I rimedi di Bach si possono assumere sotto forma di gocce, 4 gocce per 4 volte al giorno, sono in grado di agire in modo positivo sui sentimenti disarmonici, inducono un cambiamento graduale e profondo sia sull'atteggiamento mentale che psicologico, riattivano energia e forza vitale, e di conseguenza portano a un benessere psicofisico.

È giusto anche menzionare il biologo e naturopata Ian White che ha creato, durante i suoi studi, ed ottenuto dai fiori del Bush – la caratteristica boscaglia selvatica ricca di eucalipti –, essenze di grande potenza energetica, che sono conosciute come Australian Bush Flowers. I rimedi floreali non contengono molecole attive e non inducono né producono alcuna modificazione biochimica sul nostro organismo.

Ti chiederai come sia possibile, come ti possano aiutare a moderare l'appetito o a cambiare atteggiamento mentale verso il cibo?

Devi sapere che ogni fiore possiede una particolare "carica" vibrazionale, che agisce per risonanza sugli stati d'animo negativi, equilibrandoli, con modalità dolce e sottile. Dunque non agiscono direttamente sullo stimolo della fame o sul grasso corporeo, ma lavorano e aiutano a rielaborare lo stato di disagio emozionale che ci spinge a mangiare in modo errato, mangiare smisuratamente, o troppo poco, i rimedi incoraggiano e accompagnano il cambiamento, stimolando il processo di "guarigione".

L'energia vibrazionale ad alta frequenza contenuta nei rimedi si esprime a qualunque livello – fisico, psicologico, ambientale –, tramite una delle modalità o anche tutte quelle che ti ho appena descritto. L'azione dei rimedi è dolce, graduale, sottile, i tempi di risposta sono individuali, ci sono reazioni che avvengono in pochi giorni o a volte in periodi più lunghi per riscontrare dei miglioramenti, ciò dipende anche da quanto hai "aperto le tue porte" al cambiamento.

Modalità di preparazione e assunzione: la preparazione delle miscele è semplicissima, dopo aver acquistato i rimedi singoli in erboristeria, si versano, per quanto riguarda i fiori di Bach, 2 gocce per tipo di rimedio, in una boccetta di vetro scura munita di contagocce (sempre fornita dall'erborista), riempita di acqua minerale naturale e 2 cucchiaini di brandy che fa da conservante (chi è sensibile all'alcol, utilizzi l'aceto di mele).

Il dosaggio standard è di 4 gocce per 4 volte al giorno da assumere direttamente dal contagocce, sottolinguale, ma in caso di necessità anche più volte al giorno, consiglio 15 minuti prima dei pasti.

I fiori australiani: ne vanno messi 7 gocce per tipo nel flacone base, preparato come detto sopra, e assunti nel dosaggio di 7 gocce al mattino prima di colazione e 7 alla sera prima di cena. Consiglio di non mescolare tra loro quelli di Bach e quelli australiani, scegli quelli che più ti ispirano, o rivolgiti ad un naturopata per farti consigliare.

Il trattamento va seguito da un minimo di 3 settimane a un massimo di 2-3 mesi.

Applicazione esterna dei rimedi floreali: le essenze si possono aggiungere a creme, oli, gel e bagno doccia; si possono utilizzare durante i massaggi (lo faccio anch'io da molti anni), oppure spruzzate nell'aria con un nebulizzatore, un diffusore, o versate nei deumidificatori dei termosifoni.

SEGRETO n. 4: l'energia vibrazionale ad alta frequenza contenuta nei rimedi si esprime a qualunque livello – fisico, psicologico, ambientale.

Di seguito ti indirizzo verso quelli che possono essere i rimedi amici per equilibrare i tuoi stati d'animo.

Dai fiori di Bach.

Heather: serve a chi ha tendenza ad abbuffarsi di cibo e dolci, di continuo e in modo compulsivo; spesso è così che inconsciamente si cerca di compensare un senso di solitudine o di "riempire" un vuoto affettivo; Heather migliora la capacità di relazionarsi con gli altri, scacciando la paura e la solitudine. Il rimedio contribuisce a calmare il senso di fame dovuto alla sensazione di vuoto che ci spinge a sovra-alimentarci.

Aspen: per quelle persone che in momenti di ansia e agitazione cercano momentaneamente consolazione nel cibo; il mangiare per loro ha la funzione di scaricare tutta la tensione accumulata durante il giorno; sono quelle persone ad esempio che quasi non toccano nulla per tutto il giorno, ma si abbuffano la sera a cena.

Anche valido aiuto per prevenire le abbuffate notturne dovute a stati ansiosi che disturbano il sonno; può essere utile massaggiarlo sul plesso solare puro o diluito in olio di mandorla.

Holly: indispensabile per le persone con stati di forte tensione emotiva e nervosismo derivati da conflitti, esplosione di aggressività, forte collera, rabbia e ira.

Il fiore di Bach dall'intensa carica energetica calmante e rasserenante, l'ammorbidente dell'animo dei soggetti che hanno sentimenti di ostilità, disprezzo, rancore, gelosia; sentimenti che danneggiano le relazioni ed anche lo stomaco che soffre di acidità e disturbi digestivi; l'atto di masticare e mangiare di tutto in modo aggressivo, si traduce in stress e in tanti chili di troppo.

Rock Water: è invece un rimedio in grado di sciogliere e riequilibrare tutti gli stati di rigidità psicofisica, è per le persone rigide, per le quali mettersi a dieta vuol dire letteralmente "fare la fame".

I regimi alimentari duri sono controproducenti, stressano l'organismo, lo indeboliscono poiché lo privano di sostanze nutritive fondamentali e poi, una volta interrotti, si riacquista peso facilmente, con effetto yo-yo. È per quei soggetti perennemente a dieta, che si privano di qualunque piacere gustativo per seguire regole drastiche e restrittive, intransigenti e severi con se stessi, e maniaci della forma fisica.

Si può utilizzare nel bagno-doccia, o nella crema corpo e negli oli per un benefico massaggio che sciolga la rigidità e favorisca la distensione della mente.

Un'ottima combinazione da preparare con i fiori di Bach è la seguente: Elm, Impatiens, Walnut, Wild Oat, combinazione che aiuta a seguire un percorso alimentare; va assunta più volte al giorno, in particolar modo quando si è tentati di trasgredire.

Elm: per combattere la paura di non farcela, e si ha la sensazione di non essere all'altezza di una situazione, conferisce fiducia nelle proprie capacità e possibilità, infonde voglia di fare e mantiene un atteggiamento più equilibrato, aiutando a tenere lontano il nervosismo.

Impatiens: per limitare il senso di irritazione, aiuta chi ha disturbi nella digestione, è per i soggetti impazienti, del tipo "voglio perdere 5 chili in una settimana"! Si addice alle persone frettolose, iperattive, irrequiete. Quelle che non fanno neanche in tempo a sedersi a tavola che hanno già divorato quello che trovano in 3 piatti, mentre gli altri commensali sono ancora lì a finire di mangiare l'antipasto.

Costoro fanno tutto alla velocità della luce, ingurgitano senza masticare, e, se masticano, lo fanno parlando ininterrottamente. Tutto questo fuggi fuggi, li porta ad accumulare tensione e nervosismo, predisponendoli a stati ansiosi, fame nervosa o disturbi digestivi e intestinali causati da un'alimentazione disordinata.

La voracità con cui ingoiano il cibo senza masticarlo ed anche in quantità eccessive, senza neanche rendersene conto, li fa ingrassare facilmente nei periodi di stress, e poiché ingurgitano anche aria finiscono con il soffrire di aerofagia, così la loro pancia più che per adiposità ha una taglia in più perché è piena d'aria. Questi soggetti devono imparare a rallentare il loro ritmo di vita, e imparare a sedersi a tavola concentrandosi sul cibo e non sul dialogo verbale.

Devono imparare a masticare invece che parlare, in questo modo la pancia sarà più sgonfia, avranno modo di accorgersi ed ascoltare il senso di sazietà, quindi mangeranno meno, avranno il piacere di sentire il gusto del cibo invece che delle proprie chiacchiere!

Scherzo, dai, però vi assicuro che queste persone avranno anche meno volte il mal di testa: sindrome di cui solitamente soffre chi è impaziente e frettoloso. Così facendo, un po' di silenzio sarà di giovamento per tutti!

Walnut: per essere favorevoli al cambiamento di abitudini, o quando ci si sente a disagio a causa di cambiamenti fisici o personali. Per chi è instabile emotivamente, per chi rifiuta i cambiamenti, per chi ha difficoltà di adattamento, per chi deve seguire un percorso alimentare in momenti di passaggio importanti come la menopausa, una gravidanza, la pubertà.

Sclerantus: per stabilizzare l'umore in chi ha alternanza di stati d'animo; per chi ha difficoltà a fare scelte decise e lineari: come ad esempio quando si inizia un percorso detox e poi lo si unisce a una dieta presa da un giornale e poi qualche giorno dopo si lascia anche quel percorso per seguire la dieta di una cugina o di un'amica.

Wild Oat: per mantenere i propri obiettivi. Aiuta nella scelta dei passi da compiere.

Altra combinazione utile è la seguente: Cerato, Wild Oat, Elm, Scleranthus, praticamente oltre ai fiori sopra descritti si aggiunge Cerato.

Cerato: quando si nutrono dubbi, si ha la tendenza a lasciarsi influenzare dagli altri, si va in ansia o sotto stress; conferisce sicurezza, fiducia in sé stessi, equilibrio nel prendere decisioni.

Così da non ricadere nel famoso: "d'accordo, sabato ho il matrimonio, allora interrompo, meglio iniziare da lunedì".

Rimedi Australian Bush Flowers

She Oak: trasmette la sua armonia e forza energetica nell'ambito dei disturbi ormonali femminili. Ci sono donne che, pur mangiando poco o normale, hanno la tendenza ad ingrassare a causa di squilibri ormonali; si può trattare di ritenzione idrica, di disturbi e irregolarità mestruali, di problematiche legate al periodo pre-menopausa o nelle donne già in menopausa che tendono ad aumentare il volume sulle circonferenze addome e spalle e braccia, che hanno gonfiori, e subiscono un aumento di peso legato all'assunzione della pillola anticoncezionale o per un trattamento ormonale sostitutivo.

Questo è un rimedio eccezionale, che agisce con successo nel trattamento di disturbi del ciclo, in caso di mestruazioni dolorose o irregolari, nei problemi legati al climaterio, nei casi in cui la sterilità o l'infertilità non dipendano da cause fisiche.

Nella menopausa She Oak si assume per un mese, poi va sospeso per 2 settimane e ripreso per un altro mese. Segue un mese di interruzione e poi si riprende per 2 settimane seguite da altre 6 settimane d'interruzione, e si riprende per altre 2 settimane. L'ideale sarebbe continuarne ancora l'assunzione per 2 settimane ogni 2 mesi, per eliminare o evitare gli effetti della menopausa.

Dagger Hakea: sul piano fisiologico, è un'essenza detossificante, in quanto agisce drenando e stimolando il fegato.

È adatto per chi non tollera le frustrazioni, si indigna e reagisce alle contrarietà con rabbia e risentimento, sfogandosi a tavola con una forma appunto di fame rabbiosa.

Si tuffa nel cibo per evitare di aggredire qualcuno, con visite notturne al frigorifero, o fermandosi per la strada dove capita pur di mangiare qualcosa, così la frustrazione e i risentimenti finiscono in questo sfogo. Chi ne fa le spese è il fegato, che naturalmente si affatica. Questo rimedio svolge un'azione energetica, ma anche drenante e protettiva del fegato e delle vie biliari, facendo in modo che collera e irritazioni non sfoghino sul corpo, favorendo la produzione di calcoli biliari e altri disturbi epatici.

Lo consiglio vivamente all'inizio di ogni percorso di purificazione dell'organismo e per l'eliminazione delle tossine. È utile massaggiare sulla zona del fegato olio di mandorle con 7 gocce dell'essenza, con movimenti circolari, per 2 volte al giorno per 3 settimane.

Bush Iris: È utile quando si ha accumulo di tossine e scarti metabolici che appesantiscono l'organismo e indeboliscono il sistema immunitario. Molto efficace per riattivare il sistema linfatico, facilitare il drenaggio e la purificazione; ottimo per chi soffre di cattiva circolazione, ristagni ed edemi, e anche per chi ha problemi di pelle, eczemi, acne e irritazioni dell'epidermide.

Se hai le gambe affaticate e gonfie, utilizzalo in un olio da massaggio o in un gel refrigerante. Quest'essenza, infatti, è stata inserita nell'essenza combinata Travel per eliminare i gonfiori dovuti ai lunghi viaggi in aereo.

Billy Goat Plum: per le persone con qualche chilo in eccesso che con il proprio corpo hanno un rapporto di frustrazione, non si piacciono, si vedono grasse, si vergognano del proprio aspetto fisico, perché vi vedono solo difetti e imperfezioni.

Hanno scarsa autostima e una sofferenza nascosta che può portarli ad avere difficoltà nei rapporti sociali, fino ad indurli ad evitare il confronto con gli altri; i chili di troppo sono per loro fonte di disagio, che spesso li rende vulnerabili e insicuri.

Questa essenza spinge a vedere anche cosa c'è di buono in sé stessi, senza concentrarsi solo sui difetti. La disistima, il disagio, l'inibizione sono processi che portano il corpo a chiudersi e piegarsi, con peggioramenti anche nella postura; ad esempio capo chino in avanti o di lato, spalle chiuse e inclinate in avanti, gambe e piedi che non riescono a prendere una direzione precisa; il tutto spesso accompagnato da sudorazione eccessiva, da acne sul viso, dermatiti o eczemi. Inoltre Billy Goat Plum è un ottimo depurativo.

Five Corners: molto simile all'amico Billy, è indicato per chi si sente brutto e goffo. Soffre di senso di inferiorità, ha un atteggiamento da brutto anatroccolo, e questo non perché abbia tanti chili in eccesso, ma perché la sua mente è bombardata dalle immagine di donne magre e "perfette" che seguono i canoni della moda e delle pubblicità.

Le donne che rientrano in questa tipologia si percepiscono "grasse" anche se hanno solo qualche centimetro in più o un cuscinetto localizzato sui fianchi. Hanno dunque un rapporto falsato con la realtà.

Se malauguratamente vedono salire l'ago della bilancia, iniziano a provare complessi e senso di inferiorità, vergogna e quasi disprezzo per il proprio aspetto fisico, a tal punto da voler nascondere il proprio corpo sotto un abbigliamento sciatto, provano inoltre scarsa autostima, non riescono a valorizzare la loro bellezza, non riescono neppure ad esprimere le loro doti per via di questa insicurezza, proprio perché non si accettano.

Alpine Mint Bush: è utile a chi, travolto da impegni e responsabilità, esaurisce tutte le sue energie, è perennemente stanco, demotivato, sofferente, e quindi sente il bisogno di coccolarsi con scorpacciate di dolci e cioccolata.

Se si è continuamente sotto stress diventa frequente il ricorso a cibo spazzatura, abitudine questa che, a lungo andare, si può trasformare in un disordine alimentare. Alpine Mint Bush è un rimedio che ridà tono e vitalità, ed è quindi indispensabile a chi è colpito da fame nervosa e da stress; ne sono spesso soggette le persone che lavorano in ambito sanitario (medici, infermieri, assistenti sociali) oppure gli insegnanti, o coloro che accudiscono familiari anziani, o chi ha una famiglia numerosa e deve occuparsi di bimbi piccoli: tutti quelli, insomma, che, avendo responsabilità verso altri, sono maggiormente sopposti a stress e a ritmi faticosi.

Questo capitolo ha messo in chiaro che l'ostacolo principale del perché non si perde peso, oppure si perde ma si recupera con gli interessi, e del "non mi piace il mio corpo", è dato dall'atteggiamento mentale e dall'incapacità di gestire emozioni più forti di noi, che prendono il sopravvento sulle nostre buone intenzioni.

A questo punto sarai consapevole di ciò. Fin qui ti è stato dato uno dei mezzi per affrontare il "disagio" e vincerlo.

SEGRETO n. 5: l'ostacolo principale del perché non si perde

peso, oppure si perde ma si recupera con gli interessi, o del "non mi piace il mio corpo", è dato dall'atteggiamento mentale e dalla incapacità di gestire emozioni più forti di noi.

RIEPILOGO DEL CAPITOLO 2:

- SEGRETO n. 1: ristruttura la tua mente con la fantasia e l'immaginazione. "Essere depressi è un'abitudine; essere felici è un'abitudine, e la scelta spetta a Te". (Tom Hopkins)

- SEGRETO n. 2: concentrati su come cambiare le abitudini, crea rituali piacevoli per cambiarle con più leggerezza, concentrati sulle azioni, fai le cose con assiduità, la non costanza è il tuo nemico numero 1.

- SEGRETO n. 3: ogni volta che tu non ti piaci, metti in discussione la tua identità. Se il motivo per cui vuoi dimagrire è per qualcosa o qualcuno all'infuori di Te, probabilmente, qualunque cosa farai, sarà un fallimento.

- SEGRETO n. 4: l'energia vibrazionale ad alta frequenza contenuta nei rimedi si esprime a qualunque livello – fisico, psicologico, ambientale.

- SEGRETO n. 5: l'ostacolo principale del perché non si perde peso, o si perde ma si recupera con gli interessi, è dato dall'atteggiamento mentale e dalla incapacità di gestire emozioni più forti di noi.

CAPITOLO 3:

Come riattivare il metabolismo

Qui di seguito, semplici accorgimenti per nutrire il tuo corpo e amare ogni tua cellula, com'è giusto che sia.

•   Usa moderatamente il sale marino integrale oppure il sale himalayano.

•   Non mangiare insaccati poiché sono pieni di cloruro di sodio: infatti uno dei mali bianchi da evitare è proprio lui. Cloruro di sodio-sale bianco raffinato.

•   Evita le bevande ricche di zucchero, coloranti e/o ad alto contenuto alcolico come, gazzose, cola, caffè, "acque colorate" non si sa bene con cosa!

•   Evita di bere liquidi troppo freddi.

•   No ai pasti mangiatutto che non tengono conto che un alimento, per nutrire, non deve solo essere ingerito, ma anche digerito, il che è tanto più difficile quanto più il pasto è composto. È come se tu volessi ricostruire un puzzle con pezzi provenienti da diverse immagini scomposte: è vero che ne verrebbe fuori un Salvador Dalì, ma non credo che ti piacerebbe vedere così la tua immagine. L'importante è che durante la giornata, si assumano tutte le sostanze nutritive che forniscono energia, comprese quelle utili alla costruzione e alla riproduzione cellulare. Sconsigliati anche i pasti che comprendono 2 o più alimenti proteici, ad esempio le polpette di carne che all'interno contengono anche uova e formaggio, oltre al pane.

• Non saltare mai i pasti: tu pensi di introdurre meno calorie, invece così rallenti il metabolismo e il corpo poi, quando mangi, immagazzina grasso proprio a livello addominale.

• Organizza il tuo frigo posizionando nei ripiani alti i cibi salutari.

• Fai in modo di rispettare alcune regole nella tua casa, distinguila dagli altri ambienti che frequenti, la tua casa non è la bottega del salumiere! Non acquistare e non portare a casa certi alimenti che sai benissimo non essere salutari.

• Sostituisci i dolci con la frutta mangiandola lontano dai pasti, e se proprio vuoi mangiare un gelato, preparalo tu a casa con la frutta fresca frullata, infatti con fruttosio e albume d'uovo otterrai un ottimo sorbetto.

• Rispetta una pausa sufficiente tra un pasto e l'altro, ti

comunico infatti che anche mangiare una caramella o una chewing-gum vuol dire mettere in moto una digestione. Se si esagera, masticando per molte ore al giorno una gomma, si vanno a sollecitare in modo eccessivo i muscoli della masticazione, aumentando la produzione di acidi da parte dello stomaco. Questo può causare anche fastidiose conseguenze all'intestino se si sceglie la versione dolcificata con sorbitolo per via dei suoi effetti lassativi.

• L'eccessiva sedentarietà è uno dei nemici più accaniti sia per la pancia sia per la linea! Se non riesci a praticare un'attività in palestra, cammina semplicemente un'ora al giorno.

• Mai andare a letto subito dopo aver mangiato, questo errore favorisce il blocco della digestione. Coricarsi a due ore di distanza da un pasto evita eventuali fastidi a livello intestinale e digestivo.

Uno degli errori più frequenti che si fanno durante un percorso intrapreso è confondere la perdita di peso con perdita di grasso e non fare caso che, spesso, si perdono muscoli (massa magra). Questo a dispetto della tua voglia di vederti con un corpo più bello.

Sarai più leggera sulla bilancia, ma, in costume, che aspetto avrai?

71

Le classiche diete ipocaloriche ti portano a una perdita di peso, ma se si andasse a fare un'analisi della composizione corporea si scoprirebbe che in gran parte quello che si è perso è muscolo e acqua, e in minima parte grasso.

Questo è un approccio controproducente, magari infatti la persona sulla bilancia ha perso 4 o 5 chili, però di fatto sul piano funzionale e metabolico ha peggiorato la propria salute, oltre all'aspetto estetico, perché anche se ha perso muscoli non ha però raggiunto l'obiettivo di avere un bel fisico, anzi si può ritrovare con seno, interno cosce e braccia cadenti, e un "addome che ricorda il marsupio di un canguro".

L'indice di massa corporea, una misura molto utilizzata che mette in rapporto il peso con l'altezza, è insufficiente per capire questo, poiché non distingue tra grasso e muscolo, così come non lo si capisce quando ci si pesa su una bilancia; è necessario ricorrere a tecniche e misurazioni come l'impedenziometria o la plicometria per la composizione del nostro corpo e capire se veramente si sta perdendo grasso o muscolo.

Se stai calando di peso ma non stai perdendo grasso addominale vuol dire che probabilmente c'è un problema di spesa energetica legata all'attività fisica; fare troppa attività fisica di tipo aerobico, cioè di lunga durata, a intensità media o bassa comporta un catabolismo muscolare, questo riduce la massa muscolare e incide negativamente sul metabolismo basale; si entra così in una sorte di spirale: stai facendo attività fisica, stai bruciando un po' di calorie ma, poiché si abbassa il metabolismo basale e le calorie consumate non compensano mai l'abbassamento del metabolismo basale, c'è un problema!

Il problema si risolve con un'attività fisica di tipo muscolare, che permette di aumentare la massa magra e in questo modo di migliorare il metabolismo basale.

Gli esercizi anaerobici sono quelli che richiedono forza e una durata di pochi minuti: sollevamento pesi, apparecchiature per la contrazione muscolare, corsa veloce come i 100 metri e tutti gli sport che richiedono prestazioni al top in tempi rapidi, cioè resistenza alla contrazione muscolare; ad esempio, andare in bicicletta è un'attività aerobica, ma nel momento in cui si affronta una salita che richiede forza l'attività diventa anaerobica.

Infatti i ciclisti hanno muscoli evidenti e scolpiti nelle gambe e sono privi di grasso in eccesso. Lo sforzo intenso a sua volta, se prolungato, causa la presenza di acido lattico (scoria naturale della contrazione muscolare); questo sforzo e l'accumulo sgradevole di acido lattico portano al dolore muscolare e quindi all'interruzione dell'attività; è come un cane che si morde la coda: iniziare e interrompere non porta nessun beneficio.

In palestra è sempre un'ottima cosa farsi seguire da un personal trainer, almeno agli inizi dell'attività, così da sapere quali sono gli esercizi adatti alla propria costituzione e poterli svolgere in modo adeguato. In sintesi, direi che se fino ad oggi non hai mai fatto sport e il massimo della distanza percorsa a piedi è quella dal garage al tuo appartamento, non puoi tutto a un tratto correre 2 o 3 km alla velocità di una gazzella, o esercitarti con tutti gli attrezzi esistenti in palestra in una sola ora di attività, facendoteli magari spiegare dalla tua migliore amica solo perché lei lo fa da qualche anno; insomma mi sembra chiaro per questo ti serve decisamente un trainer.

Intanto però ti suggerisco di dimenticarti di fare benzina alla tua auto, e iniziare a camminare un po' a piedi, di non prendere l'ascensore per salire al 3° piano di casa tua, e quando sei in spiaggia di fare passeggiate sulla battigia invece di crogiolarti sul lettino sotto l'ombrellone con un ghiacciolo ricco di coloranti in bocca giusto, sai, per rinfrescarti!

SEGRETO n. 1: uno degli errori più frequenti è confondere la perdita di peso con la perdita di grasso, e non fare caso che, spesso, si perdono i muscoli (massa magra). Questo, a dispetto della tua voglia di vederti con un corpo "esteticamente" più bello.

Per porre rimedio alla perdita di tono muscolare, ai tessuti non più elastici di addome, interno cosce e braccia, e allo svuotamento dei glutei, è assolutamente necessario rivolgersi ad una beauty trainer holistic per rimodellare il corpo e riparare gli errori fatti in precedenza con alcuni efficaci metodi olistici quali Moxaddome FV, Arya massage, ConTatto, Moxaglutei FV, Mithuna Lifting corpo, grazie ai quali si otterranno risultati straordinari.

75

Alimenti comodi e alimenti scomodi: a prescindere da chi fossero i tuoi antenati e dalla stima dei tuoi 24.000-25.000 geni, dai segmenti di DNA che trasmettono istruzioni alle tue cellule, dall'età che hai, o se hai avuto gravidanze o meno, dall'ambiente in cui vivi, dall'essere stressata, o da tutte le altre scusanti che potrebbero balenarti nella mente, sai benissimo che la tua salute, la tua bellezza e le tue forme sono strettamente legate ai cibi che ingerisci. Devi fare attenzione più alla qualità che alla quantità, e nel momento in cui opti per la buona qualità, dovrai fare attenzione anche al modo in cui prepari e cucini i cibi.

Devi ammettere che i cibi confezionati e i pasti pronti sono una mano santa alla fine di una giornata lavorativa e piena di impegni, quando appunto la stanchezza la fa da padrona sulla voglia di cucinare; devi ammettere anche che è la pigrizia a farti commettere l'errore di portarti al lavoro un panino ripieno di insaccati o comprare al volo della focaccia, bella e piena di lievito, farcita con formaggio o mozzarella a volte di dubbia qualità e intrisa di olio, e quasi sicuramente riscaldata nel forno a microonde!

E per quanto riguarda quest'ultimo e altri modi di preparare o riscaldare i cibi, non basterebbe per intero questo libro per elencare quanto dannose siano certe abitudini.

Ma questi "cibi" danno man forte ai vari inestetismi, come ritenzione idrica e cellulite, pancia gonfia, pelle ingrigita, e danno man forte anche al sentirsi stanca e assonnata. Purtroppo la comodità, certo, ha un ruolo importante nella nostra società, ma certi espedienti unitamente alla pigrizia spesso ci costano cari.

La nostra composizione biologica non ha avuto il tempo di abituarsi al bombardamento di conservanti chimici, dolcificanti e coloranti artificiali, ai cibi troppo lavorati, impoveriti dalla carenza di minerali e vitamine. In pratica molti di noi non sono vittime della costituzione genetica ma stanno solo confondendo i propri "geni" facendo il pieno con un carburante inappropriato; pensa soltanto a cosa succederebbe se nella tua auto a diesel ci mettessi la benzina, o viceversa! Ecco, qualcosa di simile accade quando ingerisci cibi che il tuo corpo non sa riconoscere... come minimo ti "ingolfi".

Come fare la prima colazione: fare colazione è importante perché veniamo da una notte di digiuno, abbiamo il metabolismo "spento" e dobbiamo risvegliarlo in maniera corretta. L'importante è non saltare la prima colazione né tantomeno ingerire troppi zuccheri in maniera rapida: nulla di più scorretto di cappuccino e cornetto.

Un pasto più completo che sia di impatto anche sulla glicemia in maniera più delicata, contiene anche delle proteine, come ad esempio un uovo biologico, o i germogli di legumi o di grano. L'uovo è più corretto mangiarlo alla coque o sodo, perché i grassi che ivi contenuti tendono ad ossidarsi ad alte temperature: si possono mangiare sino a 3/4 uova alla settimana. Al latte vaccino preferire il latte vegetale (di riso, soia, mandorla, cocco, avena). Ottimo anche mangiare noci e mandorle, e un pezzetto di cioccolato nero al 90-99%, e cereali integrali.

Con una buona colazione evitiamo di avere cali di tono e di energia dovuti alla glicemia che si abbassa, inoltre la fame si stabilizza e si evita di arrivare a pranzo o a cena talmente affamati da perdere il controllo della situazione e svaligiare il frigo appena si rientra a casa dal lavoro.

Uno dei consigli che ti posso dare è di abituarti al mono piatto: un piatto unico costituito da verdure di stagione al 50%, cereali al 25% (riso, kamut, farro, pasta), e proteine al 25%. Purtroppo spesso vedo che è abitudine quella di mettere nel piatto più pasta o proteine che verdure, magari una bistecca enorme con una sola foglia di insalata!

Mangiare verdura e frutta aiuta anche l'idratazione; non è solo l'acqua ad avere questo compito. Inoltre lo zucchero contenuto nella frutta è diverso da quello che si aggiunge agli alimenti, e in estate è piacevole e salutare fare spuntini con frutta fresca, come una bella fetta d'anguria. Se vuoi coccolarti con un gelato, preparalo a casa con una gelatiera: senz'altro ci metterai della frutta fresca con un po' di fruttosio o miele a cui aggiungerai dello yogurt bianco al posto della panna... una vera golosità!

Pancia gonfia e le sue cause: quando si è soggetti ad avere la pancia gonfia come un palloncino, è necessaria qualche rinuncia per evitarla. Questo non solo per darti modo di indossare liberamente abiti aderenti, o per sfoggiare il piercing all'ombelico, ma soprattutto per mantenere sano il tratto intestinale.

La prima causa del gonfiore addominale sono senza dubbio l'alimentazione e le intolleranze alimentari. Se si mangia un determinato alimento e la pancia si gonfia, allora vuol dire che c'è un'intolleranza.

Si scopre con un test. Una delle intolleranze più frequenti è al glutine o al lattosio.

Una recente ricerca scientifica, condotta presso l'Università "La Sapienza", ha inquadrato quali sono gli alimenti che provocano gonfiore addominale. Si tratta dei cibi FODMAP (acronimo che sta per Fermentabili Oligosaccaridi, Disaccaridi, Monosaccaridi e Polioli), ovvero quegli alimenti ad alta capacità fermentativa che possono causare problemi all'intestino, dal gonfiore ai crampi.

La fermentazione dei cibi, infatti, può causare la formazione di gas a livello intestinale che, insieme al maggior afflusso di acqua, provoca distensione addominale, soprattutto in soggetti predisposti. Se si riduce al minimo l'assunzione, o si elimina, si riesce a sgonfiare la pancia già nell'arco di un mese.

Tra gli alimenti utili per chi soffre di gonfiore addominale ci sono lo yogurt bianco intero, il pepe, il grano saraceno, il tè verde, il pesce, il peperoncino, il pompelmo, il succo di ananas, i kiwi, il pane integrale, la verdura cotta, il cetriolo, il finocchio, l'aceto di mele, il succo di mirtillo, l'avena, i ravanelli, le carote.

Per eliminare i grassi e anche il gonfiore sono particolarmente indicati la barbabietola e il pomodoro. Quest'ultimo è pieno di vitamina C e aiuta quindi i reni a rilasciare acqua. Di aiuto sono le tisane al finocchio, carciofo e malva, e i cibi fermentati come il miso, i crauti, il tempeh, i semi di finocchio e di cumino che si possono utilizzare anche per arricchire insalate e zuppe.

Inoltre l'antica medicina indiana della Ayurveda consiglia di masticare ogni singolo boccone fino a 33 volte prima di ingerirlo, in tal modo si produce molta saliva che si impasta al bolo alimentare e pre-digerisce il cibo. A questo proposito ti consiglio di non "incitare" il tuo bambino se sei mamma, o i bambini alla mensa scolastica se sei una maestra, ad ingoiare o mangiare in fretta; mangiare velocemente alla lunga provocherà danni alla salute.

Ahi ahi, a volte dovremmo essere noi a dover prendere esempio dai bambini!

Tra gli alimenti da evitare poiché incrementano il gonfiore addominale ci sono legumi, cavolfiore, broccoli, cavoletti di Bruxelles, verza, cipolle, peperoni, arance, zucca, radicchio, funghi, carciofi, asparagi, scalogno, mele, nespole, albicocche, susine, prugne, anguria, ciliegie, avocado, mango, fichi, datteri e cachi, frutta essiccata e sciroppata. Evitare latte e formaggi freschi, anche yogurt e gelato fatto con latte e panna, e tra le bevande, il caffè, il latte di cocco, la birra, i vini dolci e i superalcolici.

In generale, ridurre o evitare il consumo di pasta, pane, grissini, crackers, ma anche di gallette, qualsiasi tipo di farina e prodotto da forno, biscotti e dolci vari. Tra i cereali, evitare quelli che contengono glutine (grano, orzo, kamut), ma soprattutto frumento e segale (quest'ultima è molto fibrosa e contiene allergeni). No ai legumi quali fagioli, lenticchia, soia, ceci, fave, piselli e soia.

È necessario consumare almeno 5 pasti al giorno, purché siano di piccole dimensioni, rispettando le pause per la digestione, così da evitare che la digestione stessa sia affaticata e si accumuli tanta aria nella pancia.

È fondamentale non andare a dormire subito dopo i pasti. Secondo uno studio della Durham University, due persone su tre dormono male. Per migliorare il sonno fai attenzione alle fritture, agli alcolici e ai superalcolici; la sera meglio dire no anche a dolci, e ottima abitudine sarebbe fare una passeggiata 2 o 3 ore prima di coricarsi. Se dormiamo bene, e soprattutto profondamente, abbiamo livelli più alti dell'ormone della crescita, un ormone lipolitico che ci aiuta a bruciare i grassi, quindi dormire poco fa male e fa ingrassare.

SEGRETO n. 2: quando si è soggetti ad avere una pancia gonfia come un palloncino, è necessaria qualche rinuncia per evitarla. Questo soprattutto per mantenere sano il tratto intestinale.

Come riconoscere di che pancia sei! Se la tua pancia è piatta o quasi al mattino e si dilata durante la giornata è evidente che si tratta di gonfiore e non di adiposità.

Quando si tratta di grasso addominale, devi sapere che bisogna distinguere due tipi: il grasso legato alla salute e quello relativo all'estetica.

Intanto controlla guardando in piedi la tua pancia e poi stenditi sul letto a pancia in su: se questa scompare vuol dire che è grasso superficiale, se rimane prominente vuol dire che è grasso viscerale. Un altro fattore è la misura del girovita: prendi un metro da sarta, fai un bel respiro e non trattenere l'aria, non barare, controlla la misura.

L'eccesso di grasso addominale è in diretto rapporto con la circonferenza della vita. Quando si raggiungono i valori di soglia di 102 cm di circonferenza a livello ombelicale nell'uomo e di 88 cm nella donna, si può andare incontro ad un rischio cardiovascolare clinicamente rilevante.

Se le misure del tuo girovita ti preoccupano sappi che l'80% del grasso che si accumula dipende da ciò che si mangia, e solo il 20% dall'esercizio fisico e abitudini di vita. Quindi se l'alimentazione non è corretta le probabilità di ottenere un ventre piatto e un girovita sottile saranno poche nonostante gli sforzi in palestra.

Il grasso viscerale noto come grasso addominale è la parte di tessuto adiposo concentrato all'interno della cavità addominale e distribuito tra gli organi interni e il tronco, quali il fegato, l'intestino, il pancreas, lo stomaco. Questo grasso è il più dannoso sia per la salute sia per l'aspetto estetico. Il grasso viscerale si differenzia da quello sottocutaneo che invece si concentra nell'ipoderma, che è lo strato più profondo della pelle, e da quello intramuscolare, che è distribuito tra le fibre dei muscoli. Per la salute è molto nocivo in quanto produce numerose sostanze attive pro-infiammatorie e sembra essere legato a patologie come diabete, malattie cardiovascolari ed anche tumori.

In termini estetici, il grasso intraviscerale è più difficoltoso da eliminare; è piuttosto tipico negli uomini, mentre le donne hanno più grasso sottocutaneo; le cose cambiano sensibilmente nelle donne in menopausa.

Oltre ai fattori di cui si è già parlato e che favoriscono un ventre gonfio, resta anche da valutare quello posturale. Spesso una postura caratterizzata da un'iperlordosi potrebbe far protrudere in modo eccessivo la pancia.

In questo caso l'ideale è svolgere un'attività fisica e dei massaggi specifici per correggere questa cattiva postura. A tal proposito ti suggerisco il metodo ConTatto schiena, che dà grandi soddisfazioni sin dalle prime sedute.

SEGRETO n. 3: la prima cosa da fare è capire se la pancia dipende da grassi di deposito intraviscerale oppure da altri fattori, come ad esempio un difetto di postura o gonfiori.

Come prepararsi i cibi amici e alcuni rimedi: siccome si è detto di evitare il cloruro di sodio, voglio parlarti dei benefici del sale himalayano. Si tratta di una formazione cristallina di sale di origine sedimentaria che risale a oltre 250 milioni di anni fa. La sua struttura cristallina ordinata è dovuta alle enormi pressioni esercitate durante la formazione della catena montuosa dell'Himalaya e ne determina le sue caratteristiche biofisiche. La sua struttura molecolare gli ha permesso di assorbire e inglobare ben 84 minerali e oligoelementi preziosi per l'organismo, che converrai con me ti sono più utili del sale bianco raffinato che ogni giorno metti sui tuoi cibi.

Il colore tipico di questo sale va dal rosa all'arancione al rosso acceso per via dei minerali che contiene in quantità variabile, ad esempio i grani che vedi più rossi contengono rame e ferro.

Esiste anche un tipo di sale himalayano che è estratto nel cuore dei giacimenti, chiamato halite (sale diamante) dalla struttura cristallina perfettamente ordinata e che per la sua purezza e conformazione è indicato per preparare la soluzione idrosalina.

La soluzione idrosalina è una soluzione satura al 26% di sale, è sterile e può essere utilizzata per i seguenti scopi di cui ti chiedo di fare tesoro e di divulgare tale informazione.

• Equilibrare acidi e alcali

• Regolare la pressione del sangue

- Pulire l'intestino e depurare dalle tossine l'organismo
- Migliorare le malattie della pelle
- Limitare le allergie e i problemi respiratori ad esse collegati

Si prepara mettendo 3 o 4 pezzi di sale himalayano o halite in un barattolo di vetro, si ricopre con acqua e si chiude con il coperchio, e si ripone in un posto riparato dalla luce, lontano da fonti di calore ed elettromagnetiche (televisore, computer, cellulare, microonde); questo sale smetterà di sciogliersi quando avrà saturato l'acqua al 26%. Si può assumere per via interna, un cucchiaino in un bicchiere d'acqua una sola volta al giorno.

Ti ricordo che l'organismo umano ha bisogno solo di 0,2-0,5 grammi di sale al giorno, ma purtroppo il suo consumo di solito supera i 15-20 grammi giornalieri; spesso lo si usa anche di cattiva qualità, raffinato, decolorato e ridotto a semplice cloruro di sodio, dannoso per l'organismo.

Piatto o mattonella di sale: sai che c'è un modo alternativo per una cottura salutare dei tuoi cibi? I piatti o mattonelle di sale himalayano li trovi in commercio in forme rotonde o rettangolari, possono essere riscaldati al fine di cucinarvi sopra le pietanze senza l'aggiunta di grassi, ideali per una cucina dietetica. I cibi cotti così assumono la giusta quantità di sale di cui hanno bisogno automaticamente, dunque non bisogna aggiungerne altro, né olio e così il cibo mantiene il suo sapore naturale.

Acqua = materia prima per la Vita: ogni forma di Vita presente sulla Terra ha origine nel mare primordiale e il 70% del corpo è fatto di acqua. Lei pervade ogni singola cellula del tuo organismo e rende possibile la comunicazione e gli scambi tra i vari tessuti cellulari; regola tutte le funzioni del tuo corpo: strutturali, digerenti, metaboliche e cardiocircolatorie.

Svolge ruoli fondamentali nel tuo corpo, favorisce la rimozione delle scorie, trasporta le sostanze nutritive, elimina i residui prodotti dal metabolismo, mantiene la pressione osmotica nelle cellule e svolge anche la funzione termoregolatrice.

Vuoi un po' di numeri? Ogni giorno nel tuo cervello circolano 1400 litri di sangue e 2000 litri nei reni. Il tuo organismo espelle circa 1 litro e ½ di acqua al giorno. Dunque è evidente quanta acqua dobbiamo bere ogni giorno... ricordandoci anche che di "acqua vera" si deve trattare e non di bevande quali caffè, cola, birra o vino.

Lo scienziato giapponese Masaru Emoto per anni ha studiato l'acqua come veicolo d'informazione: ricorda bene che a volte ciò che ti sembra semplice è ciò che funziona alla Grande.

L'acqua è la responsabile dell'espulsione di tossine attraverso i reni, il sangue, la sudorazione e la pelle. Lei è la Forza Vitale dalla quale dipendono tutti gli organismi viventi e trasferisce al corpo le informazioni necessarie alla Vita.

SEGRETO n. 4: ogni giorno nel tuo cervello circolano 1400 litri di sangue e 2000 litri nei reni. Il tuo organismo espelle circa 1 litro e ½ di acqua al giorno. Dunque è evidente quanta acqua dobbiamo bere ogni giorno... ricordandoci anche che di "acqua vera" si deve trattare.

Aloe vera gel: per secoli l'aloe vera gel è stata utilizzata da molte civiltà per le sue proprietà benefiche, costituisce un ricco e sostanziale supplemento per una sana alimentazione, e dal punto di vista nutrizionale è considerato un nutriente a tutti gli effetti per la completezza dei suoi contenuti.

L'aloe Barbadensis Miller, detta anche Aloe Vera, tra le 200 specie di aloe esistenti, è quella che possiede più proprietà benefiche. Tutte le antiche culture ne hanno beneficiato: da quelle cinesi a quelle indiane, i faraoni Egizi, ed anche Gandhi ne faceva largo consumo.

Spesso anche le rubriche di salute dei più autorevoli giornali pongono l'accento sui suoi effetti benefici, ma bisogna fare attenzione a dove si acquista poiché è soggetta a sofisticazioni.

Non tutte le confezioni e i flaconi che trovi in commercio sono realmente Aloe Vera gel al 100%; sappi che le sue proprietà sono racchiuse appunto nel gel e non nella foglia verde esterna, anzi la parte carnosa verde deve essere eliminata durante la lavorazione poiché contiene "aloina" che è un forte lassativo.

Un'ottima aloe viene raccolta solo dopo almeno 4 anni di maturazione, coltivata senza aver utilizzato fertilizzanti, né pesticidi o erbicidi, né sulla pianta né sul terreno.

91

Inoltre le sue proprietà vengono mantenute quando non subisce liofilizzazioni o essiccazione tramite nebulizzazione, quando non è soggetta a bollitura e/o pastorizzazione, queste ultime sono più economiche e veloci del processo di stabilizzazione, ma il forte calore distrugge i principi attivi.

La stabilizzazione è una procedura che garantisce il modo di conservazione del gel ad uno stato il più possibile vicino a quello originario, senza tale metodo il deterioramento avviene anche se si ricorre al congelamento. L'aloe gel non deve contenere nessun colorante o aromatizzante artificiale, né agenti sbiancanti che spesso ahimè vengono utilizzati per mantenere il colore invariato nel corso dell'anno.

Uno dei modi per accorgerti che al prodotto che acquisti non siano stati aggiunti agenti sbiancanti è che da una partita all'altra il colore del prodotto è diverso, a volte più chiaro e a volte più paglierino, ed anche il sapore non è sempre lo stesso.
Sappi che l'aloe vera gel si ossida facilmente, non va esposta all'aria e alla luce, per questo il contenitore deve essere fatto in

modo che la luce non filtri e non si veda in trasparenza.

È consigliabile assumerla lontano dai pasti 20 ml per 2 volte al giorno in un bicchiere d'acqua. Nei casi si utilizzi come protettore dello stomaco, sappi che ha anche questa funzione, si assumono 10 ml puri o con pochissima acqua prima dei tre pasti principali. L'aloe vera contiene importanti minerali utili all'organismo, quali calcio, ferro, sodio, cromo, magnesio, zinco e rame.

Assumerla è un modo naturale per eliminare fattori tossici e scorie, aiuta a combattere le infiammazioni delle articolazioni e rinforza i muscoli, in quanto contiene amminoacidi che sono necessari per i processi di rinnovamento cellulare, per la sintesi delle proteine e per tutte le funzioni vitali.
Inoltre riduce il bruciore di stomaco ed, assunta prima dei pasti, principali, ne protegge la pareti.
Grazie ai suoi mucopolisaccaridi aiuta la regolarità intestinale ma senza alcuna attività lassativa né purgativa:
http://cristallo.succoaloevera.it/blog/principale/vital-5-lautostrada-del-benessere-.

Alcuni rimedi per liberarsi e difendersi dai metalli pesanti.

I metalli pesanti si trovano in natura in ogni essere vivente, soprattutto a causa dell'inquinamento e delle scie chimiche. Inoltre, se nella tua bocca ci sono amalgame (al 50% a base di mercurio – amalgame grigie), è presente una fonte sicura dalla quale il metallo pesante si diffonde a poco a poco, molto lentamente. I metalli pesanti sono pericolosi e dannosi anche in quantità infinitesimali; si accumulano nell'organismo che non potendoli eliminare li immagazzina nei tessuti, producendo dei disturbi funzionali.

È consigliabile, per interrompere l'effetto di intossicazione continua dovuta all'amalgama, affidarsi ad un dentista e far sostituire le amalgame.

In tutto il mondo, numerosi scienziati si sono occupati degli studi delle emissioni di vapori di mercurio dalle amalgame dentarie. Ci si è resi conto che, dopo la masticazione, i vapori di mercurio emessi dalle amalgame erano 15 volte superiori a quelli emessi in stato di riposo.

Attraverso l'apparecchio analizzatore Jerome, si è dimostrato che tali vapori aumentano in misura notevole dopo aver masticato un chewing-gum per 10 secondi. Anche lavare i denti o bere una bevanda calda ne libera una notevole quantità.

Negli Stati Uniti, in Svezia, in Nuova Zelanda, in Germania, riviste scientifiche riportano guarigioni spettacolari di molte malattie, quali alterazioni immunologiche, allergie, alterazioni del metabolismo del glucosio, alterazioni tiroidee, parodontosi, malattie del collagene, alterazioni neurologiche, o cardiovascolari, dopo aver rimosso le amalgame di mercurio e argento.

Io stessa posso testimoniare che anni fa, dopo che a lungo ho sofferto di stanchezza cronica e dolori anche molto forti alle ginocchia e mal di testa frequenti, quando ho scoperto questa notizia mi sono precipitata dal dentista e mi sono fatta asportare le amalgame grigie che avevo su due molari da qualche anno.

Sinceramente mi sono passati i mal di testa e i dolori alle ginocchia, e ho recuperato la forza fisica che normalmente una giovane donna dovrebbe avere; e pensare che un ortopedico mi aveva detto di dovermi operare entrambe le ginocchia, a soli 25 anni...

Il medico tedesco Charles-de-Beaulieu denuncia, e non è l'unico, la nocività delle amalgame dentarie, che liberano nell'organismo ioni di mercurio molto tossici. Ed insiste sul fatto che l'argento e il mercurio, entrambi composti dell'amalgama dentario, sono veleni già presi separatamente, ma quando associati i loro effetti nocivi si moltiplicano. Queste due sostanze provocano un deficit di calcio, e dunque demineralizzazione dei denti e nuove carie.

Quando nella cavità orale coesistono diversi metalli, si assiste a fenomeni di elettrolisi, i quali liberano una quantità ancora più alta di molecole di metalli pesanti. Siccome spesso le intolleranze e le allergie (anche alimentari) possono dipendere altresì dalla presenza di metalli tossici nel nostro organismo che portano persino scompensi del metabolismo, come in un circolo vizioso, sarebbe meglio ancora una volta RIFLETTERE. Intanto ti indico alcune soluzioni qui di seguito.

È fondamentale liberare il nostro organismo dai metalli pesanti, che purtroppo sono anche nell'aria a causa dell'inquinamento. Questo si può fare attraverso un programma detox da seguire per un certo periodo, e in aiuto abbiamo alcuni amici in natura. Tra questi, il succo di Aloe Vera.

Coriandolo: la sua regolare assunzione abbassa notevolmente i livelli di intossicazione da mercurio, piombo e alluminio. Si può consumare in semi che si macinano come si fa con i grani di pepe, oppure in foglie come si fa con il prezzemolo; ti avverto che in foglie ha un odore e un sapore notevoli e particolari, quindi suggerisco di utilizzare i semi.

Si può preparare un infuso digestivo con 2 grammi di semi in 100 ml di acqua bollente per qualche minuto, colare e tenere in un bicchiere lontano dalla luce; un paio di cucchiai dell'infuso presi dopo i pasti per favorire la digestione e l'eliminazione dei gas intestinali.

È buona regola utilizzare la clorella insieme al coriandolo, che è uno dei pochi chelanti del mercurio. È una sana abitudine assumere un chelante per l'intestino tenue, come la clorella, perché contribuisce ad evitare il riassorbimento del mercurio nelle terminazioni nervose dell'intestino.

Clorella: è un'alga d'acqua dolce con proprietà disintossicanti. È come una resina a scambio ionico, ha la caratteristica di legare a sé i metalli nello stomaco, in particolare il mercurio. È inoltre fonte di nutrienti come vitamine, amminoacidi, acidi grassi e minerali.

Si trova in compresse o in polvere, si assume una compressa da 500 mg al giorno per una settimana, poi 5 compresse da 500 mg per un'altra settimana, prima dei 3 pasti principali, in modo che la clorella si trovi nella parte dell'intestino tenue, che riceve la bile a inizio pasto, e svolga il lavoro di assorbire i metalli tossici.

Dopo la seconda settimana si torna alla posologia di 1 compressa per almeno 2 mesi. Sulle confezioni degli integratori ci sono le posologie date dalle aziende produttrici, oppure si può chiedere consiglio ad un esperto.
Ti ricordo, come già detto in precedenza, di abbinare la clorella al coriandolo: quest'ultimo lo puoi assumere anche in tintura madre, che rimuove i metalli pesanti tossici dai tessuti e la clorella poi provvede ad eliminarli attraverso l'intestino.

Della tintura madre se ne assumono 10 gocce per 3 volte al giorno, mezz'ora dopo aver assunto la clorella.

MSM – Metil – Sulfonil – Metano: contiene zolfo, si trova in natura in frutta, verdura e pesce e si può assumere anche attraverso gli integratori. I gruppi solfidrici si legano ai metalli pesanti, in particolare a piombo, cadmio e mercurio, ma non se non abbiamo prima una riserva di zolfo utilizzabile. Per integrare lo zolfo, metà capsula una volta al giorno per poi passare a una capsula al giorno, ci sono comunque integratori già composti.

Argilla ventilata: ricca di sali minerali, grazie alla consistenza delle minuscole particelle che la compongono svolge azione assorbente delle tossine e dei radicali liberi che circolano nell'organismo.

Versane un cucchiaino in un bicchiere d'acqua la sera, mescola e lascia depositare per tutta la notte, utilizza un bicchiere di vetro e non lasciare il cucchiaino nel bicchiere. Al mattino bevi solo l'acqua e lascia l'argilla che si è depositata sul fondo del bicchiere, ripetilo per 40 giorni.

È meglio evitare di assumere questo rimedio se si ha la tendenza all'occlusione intestinale dovuta ad aderenza o strozzamento di un'ernia. L'argilla è anche un'arma contro la cellulite, sia utilizzata per via interna sia per via esterna.

SEGRETO n. 5: è fondamentale liberare il nostro organismo dai metalli pesanti, che purtroppo sono anche nell'aria a causa dell'inquinamento. Questo si può fare attraverso un programma detox da seguire per un certo periodo, e in aiuto abbiamo alcuni amici in natura.

Tisana cannella e limone: sulle proprietà del limone si potrebbe scrivere un libro intero, qui mi limito a dire che il succo è ricco di antiossidanti che contribuiscono a combattere le infiammazioni; che è ricco di vitamina C, essenziale per l'organismo perché stimola la produzione di collagene.

La cannella aiuta a tenere sotto controllo i livelli di insulina e dei carboidrati nel sangue, l'organismo invece di immagazzinarli li utilizza come fonte di energia, la cannella e il limone aiutano a smaltire il grasso più resistente che si deposita nella zona addominale e ne favorisce la progressiva diminuzione.

Si prepara con una stecca di cannella, una tazza d'acqua da 250 ml, un cucchiaino di miele facoltativo, il succo di un limone piccolo. Metti a scaldare l'acqua e quando è in ebollizione aggiungi la cannella e fai bollire per 5 minuti, spegni e se vuoi aggiungi il miele, lascia riposare per 10 minuti, prima di berlo aggiungi il succo del limone. Bevi questo infuso 20 minuti dopo i pasti principali: oltre ad accelerare il metabolismo, favorirà la digestione.

Riscopri le virtù della banana: anche se molte persone sono convinte che questo frutto può causare aumento di peso poiché il suo apporto calorico è leggermente superiore ad altri frutti, invece porta molteplici benefici essendo uno degli alimenti più ricco di potassio e zuccheri naturali, acidi grassi essenziali e antiossidanti, favorisce l'eliminazione dei liquidi trattenuti dal corpo, ed incrementa le energie; inoltre, grazie al suo apporto di triptofano, favorisce il sonno ed evita gli stati depressivi e l'ansia.

Di seguito alcuni abbinamenti per saporiti frullati energetici da bere come prima colazione oppure a merenda.

• Banana e mandorle: un bicchiere di latte di soia (200 ml), 10 mandorle pelate, una banana.

• Banana e arancia: l'unione di questi 2 frutti aiuta a controllare la fame e aiuta a perdere peso; contribuisce a farci ottenere un extra di antiossidanti e di energia fisica e mentale. Ti servirà un bicchiere di latte vegetale da 250 ml, uno di avena istantanea da 250 ml, un bicchiere di spremuta di arancia, una banana. Da bere almeno 3 volte a settimana per una colazione fantastica.

• Banana e zenzero: ricco di antiossidanti, le sue proprietà migliorano il ritmo metabolico e aumentano il rendimento fisico. Gli ingredienti sono: una banana, un cucchiaino di zenzero, un cucchiaino di miele, una mela, un pompelmo spremuto, 10 mirtilli, un cucchiaino di bacche di Goji, un bicchiere d'acqua. Si può assumere anche a pranzo abbinato a verdura cruda condita solo con aceto di mele e senza sale e olio, durante un percorso detox per 3 giorni di seguito.

• Banana e cacao amaro: 250 ml di latte di cocco, un

cucchiaino di cacao amaro, una banana, 5 mandorle.

- Banana e fragole: una banana, 6/8 fragole, un cucchiaio di bacche di Goji, un bicchiere da 250 ml di latte vegetale.

RIEPILOGO DEL CAPITOLO 3:

- SEGRETO n. 1: uno degli errori più frequenti è confondere la perdita di peso con la perdita di grasso, e non fare caso che spesso si perdono i muscoli (massa magra). Questo a dispetto della tua voglia di vederti con un corpo "esteticamente" più bello.

- SEGRETO n. 2: quando si è soggetti ad una pancia gonfia come un palloncino, è necessaria qualche rinuncia per evitarla. Questo soprattutto per mantenere sano il tratto intestinale.

- SEGRETO n. 3: la prima cosa da fare è capire se la pancia dipende da grassi di deposito intraviscerale oppure da altri fattori, come ad esempio un difetto di postura o gonfiori.

- SEGRETO n. 4: ogni giorno nel tuo cervello circolano 1400 litri di sangue e 2000 litri nei reni. Il tuo organismo espelle circa 1 litro e ½ di acqua al giorno. Dunque è evidente quanta acqua dobbiamo bere ogni giorno... ricordandoci anche che di "acqua vera" si deve trattare.

- SEGRETO n. 5: è fondamentale liberare il nostro organismo dai metalli pesanti, che purtroppo sono anche nell'aria a causa dell'inquinamento. Questo si può fare attraverso un programma detox.

CAPITOLO 4:

Come dimagrire in chiave olistica

Dopo l'alimentazione, l'esercizio fisico, la depurazione psicofisica, i rimedi amici che ci arrivano dalla natura, ci vuole qualche piccolo trucco del mio mestiere! Ci sono un'infinità di creme in commercio, con i più disparati ingredienti, ma sappi che possono contenere anche l'ingrediente più prezioso esistente sulla terra o in arrivo direttamente da Venere, che possono anche contenere la placenta di una Marziana, ma se non le applichi con regolarità e dopo aver fatto una pulizia profonda della pelle che ne permetta la giusta veicolazione, puoi anche evitare di acquistarle.

La pelle: è l'organo più grande del nostro corpo, ha la funzione di proteggerlo, di eliminare le tossine. Se la pelle è in disequilibrio non riesce ad espellere le tossine correttamente e allora presenta in superficie eruzioni cutanee quali acne, orticaria, eczemi e psoriasi.

La pelle viene chiamata anche terzo rene, e ci sarà un motivo!
Sai che i principali organi emuntori, attraverso i quali ci detossiniamo sono: il colon, i reni, i polmoni, il fegato e la pelle?

La pelle è come un mantello che ci avvolge e ci protegge, appunto, su di essa c'è "il mantello idrolipidico". Il film idrolipidico letteralmente vuol dire "sottile pellicola", composta da acqua e lipidi.

È lo strato protettivo che riveste la pelle, proteggendola dalle aggressioni esterne. E la pelle a sua volta è l'abito che per primo offre la nostra immagine agli altri, è lo specchio del nostro vissuto e insieme del nostro sguardo e di tutte le nostre emozioni. Adesso prenditi cura anche di Lei.

Le mie clienti lo sanno benissimo, anche perché hanno avuto modo di notarlo e capirlo per bene quando le ho trattate con uno dei miei metodi, il **DrenFrizFree**. Ti assicuro che tutte, la prima volta che lo hanno ricevuto, hanno detto quasi la stessa frase, e di continuo, durante la seduta di trattamento, vedendo cosa veniva via dalla loro pelle! "Ma io mi sono lavata prima di venire! Oh mio Dio!".

Durante questa metodica il corpo si libera veramente delle scorie buttate lì sulla superficie, è indescrivibile la faccia delle clienti che vi si sottopongono.

Il DrenFrizFree viene utilizzato anche nella prima fase del Metodo **Moxaddome FV**, quello che tra i metodi da me ideati ed insegnati è il nemico in assoluto delle pancette pronunciate.

SEGRETO n. 1: la pelle è come un mantello che ci avvolge e ci protegge: adesso prenditi cura anche di Lei.

E ancora, che dire del massaggio, molto importante poiché attiva la microcircolazione favorendo il nutrimento e l'ossigenazione dei tessuti; un buon massaggio favorisce produzione di endorfine, combattendo lo stress, e l'ansia, e le mani di una brava specialista alleviano contratture e sovraccarichi muscolari.

Quando ne hai la possibilità, fai dei massaggi professionali rivolgendoti ad un'esperta estetista in metodi olistici, di certo è uno dei regali più belli che puoi farti, quello di lasciarti andare nelle mani sapienti di una professionista.

Magari ne hai una brava nella tua città e lo ignori, scrivimi due righe e posso indicarti una mia collega esperta in varie metodologie efficaci; qui te ne elenco solo alcune da me create e che insegno a colleghe esperte, il **Metodo Moxaddome FV, il Moxaglutei FV**, oppure il Mithuna lifting corpo, Arya Massage, il Modelling Stone, ConTatto schiena, il Kalì e molti altri.

Nel frattempo, a seguire ti svelo alcuni impacchi che puoi prepararti a casa, da fare 2/3 volte alla settimana se fai solo questi; invece ne basta una se sono un supporto ai trattamenti svolti presso il centro estetico, dove puoi acquistare gli ingredienti stessi.

Una professionista, dopo averti fatto un'attenta consulenza, saprà quali sono i prodotti più adatti alla tua situazione fisica personale, perché, ti ripeto, a volte tu puoi anche aver acquistato un prodotto costoso ma non adatto al tuo inestetismo e quindi hai buttato via denaro e tempo.

Queste ricette e i rimedi, uniti ad uno stile di vita più sano, faranno la differenza tra l'avere una pelle a buccia d'arancia, i rotolini di grasso ai fianchi, un gluteo svuotato, o un corpo snello e compatto, un lato B perfetto e una pelle liscia ed elastica. È fondamentale essere costanti sia con gli auto-trattamenti sia con i programmi eseguiti presso un centro estetico qualificato.

Menù di ricette di trattamenti
Se li pratichi in un centro, l'ideale è dopo una sauna ad infrarossi o un bagno di vapore. E poi magari la tua estetista vede utile abbinarli al presso massaggio. Se li fai come auto-trattamento, fai prima una doccia calda o esegui l'auto-spazzolatura che ti insegnerò dopo, per aprire i pori.

Poi sdraiati su un telo di lino o cotone dove sotto hai steso un telo di cartene usa e getta, stendi su tutto il corpo una delle miscele precedentemente preparate in una ciotola oppure di quelle già pronte che prenderai dalla tua estetista; le quantità sono indicative, le puoi aumentare a seconda, diciamo, del "volume da coprire". Applica i composti su arti inferiori, addome e glutei.

Ti consiglio di utilizzare dei guanti usa e getta così non avrai le mani impiastricciate per quando dovrai avvolgerti nel telo e poi coprirti con una coperta. Resta distesa per 40 minuti prima di risciacquare, senza utilizzare sapone, asciugati tamponando e senza strofinare.

• Composto 1: 2 tazzine di sale himalayano, 3 cucchiai di olio di jojoba, 3 grammi di olio essenziale di lavanda, 3 gocce di olio essenziale di cipresso, 3 di olio essenziale di limone, olio di mandorla quanto basta per amalgamare; puoi mettere un po' di acqua calda in uno spruzzino e inumidire la pelle per applicarlo meglio, questo vale anche per le altre ricette.

• Composto 2: argilla verde o bianca circa 4 cucchiai mescolata con una tisana di tè verde preparato in precedenza, un cucchiaio di caffè in polvere, un cucchiaio di olio di mandorla. Il tè verde ha azione antiossidante e lipolitica.

• Composto 3: metti un barattolo di vetro a bagnomaria con 3/5 cucchiai di miele, fallo diventare liquido senza farlo bollire, poi applicalo su addome e fianco, fino alla zona reni, avvolgi quindi la zona con la pellicola domopak, metti una fascia elastica di lana, oppure avvolgiti con una sciarpa di lana stringendola, lascia l'impacco per un'ora e poi risciacqua, dopo applica una crema riducente o l'olio di Rosa Mosqueta del Cile se hai smagliature e tessuto flaccido.

• Composto 4: un cucchiaio di argilla, 50 grammi di alghe essiccate in polvere, 3 gocce di olio essenziale di cipresso, 3 gocce di olio essenziale di lavanda, acqua distillata di arancio, quanto basta.

• Composto 5: amalgamare in parti uguali fondi di caffè o caffè macinato, con cacao amaro, sale integrale, con acqua tiepida o tisana di tè verde, un cucchiaino di cannella in polvere, aggiungi circa 2 cucchiai di olio di oliva o di mandorle dolci.

SEGRETO n. 2: la pelle è un organo che mangia e respira, quando ci metti su qualcosa, vestiti, o cosmetici, tienilo sempre presente.

Massaggio pneumatico: un bel massaggio che restituisce elasticità e turgore alla pelle e ai tessuti di un addome svuotato dai dimagrimenti è l'auto massaggio con il miele, che "risveglierà" un microcircolo assonnato.

Essendo il miele colloso al tatto, le dita della tua mano agiranno come una ventosa che preme e solleva il tessuto, realizzando il cosiddetto massaggio pneumatico, che viene svolto anche da alcune estetiste.

Puoi eseguire questo come auto-trattamento una volta a settimana se la tua pelle è sana, non ha problemi di allergie e dermatiti. Il movimento da fare è questo: premi il palmo di entrambe le mani e solleva per 3 volte morbidamente senza staccare le mani dal tessuto, poi altre 3 volte staccandole e muovendole verso l'esterno, lentamente. Picchietta poi con i polpastrelli delle dita fino a che non vedi una leggera iperemia (arrossamento) e senti il calore nella zona trattata.

Fai una doccia tiepida per asportare il miele e applica poi un olio vegetale. Ti consiglio di auto-trattarti la zona addominale, e i fianchi, e di lasciarti trattare le gambe e le braccia esclusivamente da una professionista che pratica il metodo da me ideato, **Arya massage**, presentato al congresso di estetica LNE a Milano nel 2005 in ben 2 occasioni, e di cui è stato scritto un bell'articolo dalla creatrice e direttrice (fino al 2014) dell'edizione italiana della rivista professionale "Les Nouvelles Esthétiques), nel 2006, la signora Nennella Santelli.

Il metodo comprende una serie di manualità studiate nei minimi particolari, atte anche a decontrarre e allungare la muscolatura, e diverse per ogni zona del corpo da trattare e diverse per tipologia di inestetismi; prevede l'utilizzo di una maschera da massaggio specifica, e in alcuni casi di piccoli attrezzi accessori da massaggio.

I risultati del metodo Arya sono visibili dalla prima seduta: drenaggio, compattezza dei tessuti, rimodellamento delle forme e snellimento. La capacità di aderenza delle maschere da massaggio Arya permette alle operatrici che utilizzano questo metodo di praticare manovre di espansione e di sottovuoto del tessuto con conseguente stimolazione dell'ipoderma.

Questo metodo può essere tranquillamente abbinato al metodo **Kalì massage** presentato da me nel 2008 alle colleghe estetiste e praticato nel mio centro benessere Forza Vitale dal 2003, e ancor prima negli studi con cui ho collaborato.

Il Kalì è un metodo che utilizza alcune particolari fasce di fibra

113

naturale utilizzate come prolungamento e moltiplicazione delle mie due braccia, il nome appunto che gli ho dato corrisponde a quello della dea indù dalle 4 braccia, e questo perché permette di fare sul corpo un lavoro di stretching, di pompaggio, di impastamento, di frizione come se sul tuo corpo ci fossero a lavorare due operatrici. Come tutti i metodi da me ideati, anche Kalì lavora sulla struttura del corpo e sulla postura, in modo veramente sublime.

SEGRETO n. 3: ci sono trattamenti che puoi eseguire anche da sola, prendendo spunti da quelli che ti ho descritto, ricorda però che non possono sostituire l'esperienza e la professionalità di una beauty trainer holistic e di una brava estetista.

La Vita è per il 10% ciò che ti accade e per il 90% come reagisci. Tienilo a mente ed eviterai di avere eccessive tensioni muscolari, compresi i visceri aggrovigliati. Nelle metodiche olistiche, ad esempio, nel trattamento Seno, per "rassodarlo", si lavora primariamente sulla struttura "spalle e schiena"; restano tutte esterrefatte per ciò che può accadere e come il corpo reagisce agli input che determinate manualità imprimono alle fasce muscolari.

Spazzolatura a secco: l'auto-spazzolatura a secco è una tecnica che ha origini antiche, creata dall'abate Sebastian Kneipp. Crea un peeling e leviga la pelle, stimola la circolazione linfatica e allo stesso tempo quella sanguigna, ottima per contrastare la cellulite. Migliora la digestione e il transito intestinale, ha forte azione detossinante, stimola il tono muscolare. A livello nervoso rilassa e, praticata di sera con movimenti lenti, concilia il sonno, in particolare spazzolando anche i capelli, come si faceva secoli fa.

Nel centro estetico la spazzolatura è una delle tecniche che si utilizza. La spazzola si usa di taglio su tutto il corpo dalla periferia verso il cuore, sulle gambe dal basso verso l'alto, sulle braccia dal polso verso le ascelle. Sfregamenti vigorosi sotto la pianta del piede e sul palmo delle mani, sui glutei e sull'addome con movimenti circolari.

Le spazzole sono di setola naturale di tampico, ricavato dall'agave messicana e legno di faggio. Ideale usarla almeno 3 volte a settimana, meglio ancora ogni giorno per 15-20 giorni di seguito e come mantenimento 3 volte a settimana; se sei più volenterosa ogni mattina con movimenti più vigorosi per 10 minuti a Vita, ti darà risultati straordinari e la tua pelle ti ringrazierà.

Come si esegue passo passo l'auto-spazzolatura secondo me. Impugna la spazzola con la mano sinistra, spazzola il palmo della mano destra strofinandola davanti al cuore; estendi il braccio in avanti e spazzola il palmo della mano destra verso l'esterno e poi il dorso della mano verso l'esterno. Strofina verso il cuore il polso, l'avambraccio, il gomito, la parte superiore del braccio: ogni zona per 3 volte.

Alza il braccio tendendolo verso il cielo, spazzola tutto il braccio per intero dalla parte interna fino al fianco.

Ripeti lo stesso procedimento sul braccio sinistro.

Spazzola il petto destro dal capezzolo alla clavicola e ripeti sulla sinistra. Partendo dalla spina dorsale spazzola la vita fino all'ombelico prima a destra e poi a sinistra.

Spazzola dal basso ventre fino allo sterno prima a destra, rimanendo all'altezza dello sterno spazzola da destra a sinistra seguendo il colon trasverso, procedi a sinistra dall'alto verso il basso dallo sterno fino alla vita, seguendo il colon ascendente.

Puntando la spazzola all'ombelico crea ¼ di cerchio dalle 3 alle 6 di un orologio. Spazzola la pianta del piede destro verso fuori, esegui questo movimento in piedi o da seduto, come ti viene comodo, da seduto appoggia la caviglia sulla gamba opposta al collo del piede verso fuori, poi la caviglia verso il cuore, prosegui con il polpaccio, il ginocchio, la coscia a sezioni, e poi tutta la gamba dalla caviglia all'anca.

Ripeti sulla gamba sinistra. Strofina i glutei da destra a sinistra e ritorno, poi dalla piega gluteo verso il giro vita, poi la zona renale destra in diagonale e poi la sinistra in diagonale.

Riparti dalla parte bassa della schiena verso l'alto fin dove arrivi.

Fianco destro dal basso verso l'alto, e poi ripeti fianco sinistro.

La parte superiore della schiena dal centro nuca verso le braccia: prima il destro e poi il sinistro, la parte posteriore del collo a scendere e poi la parte anteriore del collo.

Se hai piacere puoi spazzolare anche il viso con piccole spazzole seguendo la conformazione del viso delicatamente.

Semicupio freddo o bagno derivativo.

Nonostante l'essere umano abbia fatto importanti scoperte nel campo della salute, purtroppo alcune tra queste scoperte sono state abbandonate, forse perché considerate troppo semplici o banali. Esiste un rimedio antico, casalingo, che aiuta ad eliminare tossine, grasso e cellulite, con 10 minuti di applicazione giornaliera, che si basa sull'idroterapia. L'acqua da sempre nostra amica e fonte primaria di vita, può alleviare i dolori, aumentare la mobilità, l'idroterapia attiva la circolazione e può essere utilizzata per dirigere il sangue direttamente in qualsiasi parte del corpo, o per farlo ritrarre (restringendo i capillari).

È un bagno dedicato alla zona inguinale: riempi il bidet a metà con acqua fredda + 5 gocce di olio essenziale di edera e 5 di cipresso, 10 cubetti di ghiaccio, siediti in ammollo nel bidet, con un piccolo asciugamano porta continuamente l'acqua fredda ai gangli linfatici; in alternativa puoi utilizzare una bacinella e sedertici dentro, con la schiena poggiata alla parete e le gambe piegate.

Questa pratica riattiva la circolazione venosa e linfatica, contrasta anche le infiammazioni, tra cui la cistite, le infiammazioni intime, le emorroidi, sblocca i ristagni e la ritenzione idrica, e quindi riduce la cellulite e i risultati si vedono già dopo 2 settimane di pratica costante di 10 minuti al giorno.

Secondo Louis Kuhne – il medico tedesco che oltre a Kneipp ha influenzato i naturopati di tutto il mondo – il calore del corpo, generato dal movimento, dalla digestione, dallo stress, spinge i grassi depositati e le tossine da stomaco e intestino verso la periferia del corpo dove non possono essere eliminate; allora il principio di funzionamento del rimedio presentato è quello di rinfrescare il centro del corpo, inguine e la zona pubica, per 10 minuti al giorno, creando una vibrazione nella fascia del tessuto connettivo che copre tutti gli organi interni, accelerando così l'eliminazione di tossine e grassi.

Da cosa derivano i vantaggi di questa tecnica?

La zona inguinale ha un'alta concentrazione di nervi, da qui l'effetto positivo sia sull'umore, sul sonno, e sull'energia vitale. Da qui passano anche le arterie principali, e la tecnica stimola notevolmente il flusso sanguigno, l'eliminazione e la digestione.

Viene sollecitato in modo diretto il plesso sacrale che governa l'energia sessuale e gli organi riproduttivi. Aiuta a regolare il ciclo mestruale, è stato anche utilizzato da Kuhne per trattare l'impotenza, è utile anche per livelli bassi di libido e per i sintomi della menopausa.

SEGRETO n. 4: il principio dei bagni derivativi è quello di aiutare il corpo attraverso una reazione termica interna ad eliminare le tossine e il grasso in eccesso.

Trattamento olistico metodo Moxaddome FV.
Qui siamo ancora una volta con una soluzione per il benessere e la bellezza in **chiave olistica**. Nel capitolo 1 ti ho già parlato dell'importanza del diaframma e di una corretta respirazione, del collegamento tra visceri e diaframma, e che il sistema linfatico viene stimolato dalla respirazione, e con il metodo Moxaddome FV viene svolto un lavoro manuale che migliora e corregge la respirazione, la spinta del diaframma sulla cisterna del Pecquet e sulla milza, con azione positiva nell'eliminazione delle tossine dai tessuti.

120

Alcune manualità profonde svolte sull'addome fanno in modo di "sciogliere" le tensioni e le "ansie" viscerali, nemiche della corretta digestione e nemiche quindi di un buon metabolismo totale.

È un metodo che ho ideato un po' di anni orsono, che abbina alcune manovre del **DrenFrizzFree** – che è drenante, decontratturante, e disintossicante –, a manualità specifiche per ridurre le tensioni della schiena, riequilibrare la postura, ridurre gli stati infiammatori, riequilibrare con dolcezza le funzioni dell'intestino, favorire la lipolisi in particolare della zona superiore del corpo, addome, spalle e braccia. Nel metodo si utilizza anche la Moxibustione che è una tecnica antichissima, di origini orientali.

Il suo scopo è stimolare il Qì, l'energia vitale dell'organismo, detta anche Forza Vitale, da qui la sigla FV, che scorre lungo un percorso di canali invisibili, i cosiddetti Meridiani. Insieme all'energia anche il sangue e la linfa vengono stimolati a fluire correttamente per irrorare e nutrire i tessuti.

Il sigaro con cui si pratica la Moxa è preparato con foglie seccate di Artemisia che producono un elevato calore. Il sigaro utilizzato dopo una serie di manualità si utilizza avvicinandolo in punti specifici da riscaldare. Ancora in questo metodo vengono trattate le tensioni muscolari della schiena, e delle braccia, la tensione forma nel corpo una protezione contro i traumi fisici, emotivi e posturali. Essa tende a radicarsi nelle parti principali del corpo, creando fasci di muscoli in tensione che fanno sì che una zona del corpo resti fisicamente ed emotivamente scollegata da un'altra.

Così la tensione accumulata e cronica può condizionare il nostro corpo e provocare numerosi problemi fisici ed emozionali. Un particolare massaggio viene effettuato in modo da rilassare e allentare le tensioni dei muscoli affaticati di schiena e collo, rivitalizzando e tonificando il corpo.

SEGRETO n. 5: la Vita è per il 10% ciò che ti accade e per il 90% come reagisci. Tienilo a mente ed eviterai di avere eccessive tensioni muscolari, compresi i visceri aggrovigliati.

Esercizi per dimagrire le cosce:

122

- Esercizio della sedia: busto eretto, spalle al muro e gambe leggermente aperte, fingi di sederti su una sedia, ripeti 40 volte.
- Affondi: fai lunghi passi affondando la gamba fino a formare un angolo con il ginocchio, 20 per gamba.
- Bicicletta: se non hai una vera cyclette, comprala! Dai, scherzo! Ma non sarebbe una cattiva idea, solo ti raccomando di non acquistarla per utilizzarla come appendi-abiti! Se non vuoi mettere un altro togli spazio nella tua camera da letto, fai così: stenditi sul pavimento e fai le pedalate in aria senza sollevare troppo le gambe. 50 pedalate.
- Forbice: stesa sul fianco con la testa appoggiata su una mano, contrai addome e glutei, solleva la gamba (destra o sinistra in modo alternato a seconda del lato su cui ti sei piegata) poi riportala giù senza toccare l'altra gamba. Ripeti 30 volte.

RIEPILOGO DEL CAPITOLO 4:

• SEGRETO n. 1: la pelle è come un mantello che ci avvolge e ci protegge, adesso prenditi cura anche di Lei.

• SEGRETO n. 2: la pelle è un organo che mangia e respira, quando ci metti su qualcosa, vestiti o cosmetici, tienilo sempre presente.

• SEGRETO n. 3: ci sono trattamenti che puoi eseguire anche da sola, prendendo spunti da quelli che ti ho descritto, ricorda però che non possono sostituire l'esperienza e la professionalità di una beauty trainer holistic e di una brava estetista.

• SEGRETO n. 4: il principio dei bagni derivativi è quello di aiutare il corpo attraverso una reazione termica interna ad eliminare le tossine e il grasso in eccesso.

• SEGRETO n. 5: la Vita è per il 10% ciò che ti accade e per il 90% come reagisci. Tienilo a mente ed eviterai di avere eccessive tensioni muscolari, compresi i visceri aggrovigliati.

Conclusione

In chiave olistica appare chiaro che la bellezza esterna riflette la vita di tutti i giorni, i segni sul viso, le forme del corpo, la qualità dei capelli e delle unghie, lo sguardo, il tono della voce rivelano qual è lo stile di vita prevalente: ore di sonno, alimentazione, relazioni, abitudini insane.

La bellezza è un Equilibrio tra le parti: coltiva la tua Persona in chiave olistica, è il modo migliore, e secondo me l'unico, per stare bene con te stessa e con gli altri.

Ricorda che la disintossicazione è uno degli elementi fondamentali e che il disintossicante più efficiente è la sudorazione. Sta a te scegliere il modo in cui più ti piace sudare!

Smettere di fumare è una delle tecniche olistiche migliori!
E il riposo e il dormire bene per essere in forma è di primaria importanza.

125

Tieni sotto controllo i tuoi ritmi, poiché sia fare le cose e trascorrere le giornate alla velocità di una saetta non giova alla tua forma fisica e al tuo cuore, sia rimandare a domani ciò che puoi fare oggi, a vita, o andare a rilento come una lumaca, porta a scarsi risultati.

Pensa, struttura, progetta, in **chiave olistica** anche tu. Come si può discutere di "bellezza esteriore" senza considerare la "bellezza interiore"? Cosa vuol dire Concezione olistica?

L'uomo è un'unità di Corpo-Mente-Anima, non si può isolare o separare l'individuo dal proprio ambiente, l'uomo è parte dell'Universo. Noi siamo indissolubilmente interconnessi, ogni volta che un "settore" si indebolisce, questa debolezza si ripercuote su ogni ambito dell'esistenza. Ne converrai anche tu che per questo la salute e il benessere duraturo si possono ottenere solo se l'essere umano vive in armonia e in sintonia con la Natura.

I progetti che ho seguito con concezione olistica, le soluzioni che

126

ho ricercato e ottenuto su centinaia di persone sono ora "il frutto maturo" che voglio condividere con gli altri. Ho avuto la certezza che quanto viene fatto in "chiave olistica" è il solo modo di agire in forma preventiva sui futuri inestetismi e di risolvere radicalmente e in modo definitivo i problemi estetici esistenti, mediante il ripristino degli equilibri energetici, sconfiggendo lo stress e la tensione, riequilibrando gli atteggiamenti posturali scorretti e insalubri, adottando rimedi naturali e privi di effetti collaterali dannosi, individuando il regime alimentare più adatto alla costituzione del soggetto.

La vera e autentica Concezione olistica in estetica non è una moda o un business, è uno stile di pensiero e di vita, è un Mantra, è nel sangue, è nell'Anima.

Gli operatori devono essere in sintonia con quanto detto; di certo io non mi affiderei a un soggetto che fuma un pacchetto di sigarette al giorno, perché appunto è in disequilibrio, non mi affiderei a un nutrizionista in sovrappeso, non mi farei massaggiare da un soggetto che si esprime in modo agitato e mette ansia solo a guardarlo!

Così come io non voglio allieve ai miei corsi a cui non piace massaggiare, a cui non piace il contatto manuale con il corpo altrui, e purtroppo pure questo mi è capitato nei primissimi corsi che ho tenuto. E da queste esperienze ho ritenuto sia di precisarlo Qui ed Ora, sia di scriverlo nelle e-mail delle info dei corsi sulle mie metodiche.

Il primo insegnamento che dono alle mie allieve è di ascoltare il corpo da trattare, e di averne cura come se fosse quello della propria figlia, di fondere le mani, di staccare la mente dal resto che ci circonda, perché solo in questo modo si studia veramente a fondo il "corpo umano", e non imparando a memoria i nomi dei muscoli o dei meridiani o dei chakra.

La Concezione olistica in Estetica si avvale delle molteplici Discipline alternative dalle quali attinge metodi e trattamenti che incorpora tra loro in un sistema salutare e dai risultati comprovati.

È di fondamentale importanza che tu sappia che non puoi chiamare al telefono o scrivere un messaggio su WhatsApp ad una beauty trainer holistic o ad una estetista che opera in chiave olistica, chiedendole quanto costa un "pacchetto trattamenti per la cellulite o lo snellimento" senza che lei neanche ti abbia visto!".

Chiederesti mai ad un atelier di abiti da sposa di dirti il prezzo del tuo abito da sposa senza che dall'altra parte sappiano che genere di modello ti possa piacere, di che stoffa lo preferisci, in che stagione dell'anno ti sposi, o addirittura tra quanti anni hai intenzione di sposarti?

E pagheresti prima in anticipo il tuo abito da sposa solo perché lo puoi acquistare con un coupon a basso costo, ma devi accontentarti delle taglie rimaste? Senza che te lo cuciano addosso? Senza che vedano la tua reazione quando lo indossi e ti guardi allo specchio?

Hai avuto modo di riflettere grazie agli input che ti ho dato? Ti raccomando di rileggere più volte quanto ti ho messo a disposizione, ora che ti conosci meglio, e conosci meglio come funzioni, renditi Funzionale! E respira! E Amati!
Oltre ad Ossigenarti la Vita, Ossigeni la Mente, e vedi le cose da

un altro punto di vista, quello del Microcosmo nel Macrocosmo, e viceversa.

Ti voglio lasciare con queste citazioni:

• *La differenza tra le persone sta solo nel loro avere maggiore o minore accesso alla conoscenza. (Lev Tolstoj)*

• *A volte ci sentiamo a corto di energia e ne cerchiamo le cause fuori da noi: il lavoro, la famiglia, lo stress... e se fosse un bisogno che viene da dentro? (Tiziana Gargiulo)*

• *Ricordati che l'uomo non vive altra vita che quella che vive in questo momento, né perde altra vita che quella che perde adesso. (Marco Aurelio)*

• *Ci sono solo due giorni all'anno in cui non puoi fare niente: uno si chiama ieri, l'altro si chiama domani, perciò oggi è il giorno giusto per amare, credere, fare e, principalmente, vivere. (Dalai Lama)*

- *Si vive una volta sola. Ma se lo fai bene, una volta è abbastanza. (Mae West)*

- *Ci sono sempre due scelte nella vita: accettare le condizioni in cui viviamo o assumersi la responsabilità. (Denis Waitley)*

- *Quando non riesci a capirti, ascoltati con l'innocenza di un bambino e vedrai che capirai te stesso più di chiunque altro. (Tiziana Gargiulo)*

Risorse

Sito Internet:

TizianaGargiulo.com

Sito nutraceutici per un aiuto alla tua forma fisica:

http://cristallo.succoaloevera.it/blog/principale/vital-5-lautostrada-del-benessere-

Facebook Fan Page:

Benessere Forza Vitale di Tiziana Gargiulo

https://www.facebook.com/TizianaGargiulobeautyspecialist/

Nutri-ceutica d'autore

https://www.facebook.com/Nutri-ceutica-dautore-111807252241354/

Tiziana Gargiulo

https://www.facebook.com/Tiziana-Gargiulo-445849689106499/

www.ingramcontent.com/pod-product-compliance
Lightning Source LLC
Chambersburg PA
CBHW072157270326
41930CB00011B/2471